Academic Research Series of Famous
Doctors of Traditional Chinese
Medicine through the Ages

"十三五"国家重点图书出版规划项目

中医历代名家学术研究丛书

主编 潘桂娟

楼英

王姝琛 编著

中国中医药出版社
·北 京·

图书在版编目（CIP）数据

中医历代名家学术研究丛书 . 楼英 / 潘桂娟主编；王姝琛编著 .
—北京：中国中医药出版社，2017.9
ISBN 978-7-5132-3686-7

Ⅰ . ①中…　Ⅱ . ①潘…②王…　Ⅲ . ①中医临床—经验—
中国—明代　Ⅳ . ① R249.1

中国版本图书馆 CIP 数据核字（2016）第 249394 号

中国中医药出版社出版

北京市朝阳区北三环东路 28 号易亨大厦 16 层
邮政编码　100013
传真　010 64405750
河北新华第二印刷有限责任公司印刷
各地新华书店经销

开本 880×1230　1/32　印张 5.75　字数 141 千字
2017 年 9 月第 1 版　2017 年 9 月第 1 次印刷
书号　ISBN 978 - 7 - 5132 - 3686 - 7

定价　42.00 元
网址　www.cptcm.com

社 长 热 线　010-64405720
购 书 热 线　010-89535836
侵 权 打 假　010-64405753

微信服务号　zgzyycbs
微商城网址　https://kdt.im/LIdUGr
官 方 微 博　http://e.weibo.com/cptcm
天猫旗舰店网址　https://zgzyycbs.tmall.com

如有印装质量问题请与本社出版部联系（010 64405510）

项目来源及国家重点图书出版计划

2005 年度国家"973"计划课题"中医理论体系框架结构与内涵研究"（编号：2005CB532503）

2009 年度科技部基础性工作专项重点项目"中医药古籍与方志的文献整理"（编号：2009FY120300）子课题"古代医家学术思想与诊疗经验研究"

2013 年度国家"973"计划项目"中医理论体系框架结构研究"（编号：2013CB532000）

国家中医药管理局重点研究室"中医理论体系结构与内涵研究室"建设规划

"十三五"国家重点图书、音像、电子出版物出版规划（医药卫生）

前言

中医理论肇始于《黄帝内经》《难经》，本草学探源于《神农本草经》，辨证论治及方剂学发轫于《伤寒杂病论》。在此基础上，历代医家结合自身的思考与实践，提出独具特色的真知灼见，不断革故鼎新，充实完善，使得中医药学具有系统的知识体系结构、丰富的原创理论内涵、显著的临床诊治疗效、深邃的中国哲学背景和特有的话语表达方式。历代医家本身就是"活"的学术载体，他们刻意研精，探微索隐，华叶递荣，日新其用。因此，中医药学发展的历史进程，始终呈现出一派继承不泥古、发扬不离宗的繁荣景象。

中国中医科学院中医基础理论研究所，自2008年起相继依托2005年度国家"973"计划课题"中医学理论体系框架结构与内涵研究"、2009年度科技部基础性工作专项重点项目"中医药古籍与方志的文献整理"子课题"古代医家学术思想与诊疗经验研究"、2013年度国家"973"计划项目"中医理论体系框架结构研究"，以及国家中医药管理局重点研究室"中医理论体系结构与内涵研究室"建设规划，联合北京中医药大学等16所高等院校及科研和医疗机构的专家、学者，选取历代具有代表性或学术特色突出的医家，系统地阐释与解析其代表性学术思想和诊疗经验，旨在发掘与传承、丰富与完善中医理论体系，为提升中医师理论水平和临床实践能力和水平提供参考和借鉴。本套丛书即是此系列研究阶段性成果总结而成。

综观历史，凡能称之为"大医"者，大都博览群书，学问淹博赅洽，集百家之言，成一家之长。因此，我们以每位医家独立成书，尽可能尊重原著，进行总结、提炼和阐发。此外，本丛书的另一个特点是，将医家特色学术观点与临床实践相印证，尽可能选择一些典型医案，用以说明理论的实践价值，便于临床施用。本丛书现已列入《"十三五"国家重点图书、音像、电子出版物出版规划》中的"医药卫生"重点图书出版计划，并将于"十三五"期间完成此项出版计划，拟收载历代102名中医名家，总字数约1600万。

丛书各分册作者，有中医基础学科和临床学科的资深专家、国家及行业重点学科带头人，也有中青年教师、科研人员和临床医师中的学术骨干，分别来自全国高等中医院校、科研机构和临床单位。从学科分布来看，涉及中医基础理论、中医各家学说、中医医史文献、中医经典及中医临床基础、中医临床各学科。全体作者以对中医药事业的拳拳之心，共同努力和无私奉献，历经数年成就了这份艰巨的工作，以实际行动切实履行了传承、运用、发展中医药学术的重大使命。

在完成上述科研项目及丛书撰写、统稿与审订的过程中，研究团队暨编委会和审订委员会全体成员，精益求精之心始终如一。在上述科研项目负责人、丛书总主编、中国中医科学院中医基础理论研究所潘桂娟研究员主持下，由常务副主编张宇鹏副研究员、陈曦副研究员及各分题负责人——翟双庆教授、刘桂荣教授、郑洪新教授、邢玉瑞教授、钱会南教授、马淑然教授、文颖娟教授、陆翔教授、杨卫彬研究员、崔为教授、柳亚平副教授、江泳副教授、王静波博士等，以及医史文献专家张效霞副教授，分别承担或参与了团队的组织和协调，课题任务书和丛书编写体例的起草、修订和具体组织实施，各单位课题研究任务的落实和分册文稿编写和审订等工作。编委会还多次组织工作会议和继续教育项目培训，组织审订委员会专家复审和修订；最终由总主编逐册复审、修订、统稿并组织作者再次修订各分册文稿。自 2015 年 6 月开始，编委会将丛书各分册文稿陆续提交中国中医药出版社，拟于 2019 年 12 月之前按计划完成本套丛书的出版。

2016 年 3 月，国家中医药管理局颁布了《关于加强中医理论传承创新的若干意见》，指出"加强对传承脉络清晰、理论特色鲜明的古代医家的学术思想研究，深入研究中医对生命、健康与疾病认知理论，系统总结中医养生保健、防病治病理论精华，提升中医理论指导临床实践和产品研发的能力，切实传承中医生命观、健康观、疾病观和预防治疗观"。上述项目研究及丛书的编写，是研究团队对国家层面"加强中医理论传承与创新"号召的积极响应，体现了当代中医学人敢于担当的勇气和矢志不渝的追求！通过此项全国协作的系统工程，凝聚了中医医史、文献、理论、临床研究的专门人才，培育了一支专业化的学术队伍。

在此衷心感谢中国中医科学院及其所属中医基础理论

研究所、中医药信息研究所、研究生院，以及北京中医药大学、陕西中医药大学、山东中医药大学、云南中医学院、安徽中医药大学、辽宁中医药大学、浙江中医药大学、成都中医药大学、湖南中医药大学、长春中医药大学、黑龙江中医药大学、南京中医药大学、河北中医学院、贵阳中医药大学、中日友好医院等 16 家科研、教学、医疗单位，对此项工作的大力支持！衷心感谢中国中医药出版社有关领导及华中健编审、伊丽紫博士及全体编校人员对丛书编写及出版的大力支持！

本丛书即将付梓之际，百余名作者感慨万千！希望广大读者透过本丛书，能够概要纵览中医药学术发展之历史脉络，撷取中医理论之精华，传承千载临床之经验，为中医药学术的振兴和人类卫生保健事业做出应有的贡献！

由于种种原因，书中难免有疏漏之处，敬请读者不吝批评指正，以促进本丛书不断修订和完善，共同推进中医药学术的继承与发扬！

《中医历代名家学术研究丛书》编委会

2016 年 9 月

凡
例

一、本套丛书选取的医家，均为历代具有代表性或特色学术思想与临床经验的名家，包括汉代至晋唐医家 6 名、宋金元医家 18 名、明代医家 25 名、清代医家 46 名、民国医家 7 名，总计 102 名。每位医家独立成册，旨在对医家学术思想与诊疗经验等内容进行较为详尽的总结阐发，并进行精要论述。

二、丛书的编写，本着历史、文献、理论研究有机结合的原则，全面解读、系统梳理和深入研究医家原著，适当参考古今有关该医家的各类文献资料，对医家学术思想和诊疗经验，加以发掘、梳理、提炼、升华、概括，将其中具有理论意义、实践价值的独特内容阐发出来。

三、丛书在总体框架上，要求结构合理、层次清晰；在内容阐述上，要求概念正确、表述规范，持论公允、论证充分，观点明确、言之有据；在分册体量上，鉴于每个医家的具体情况不同，总体要求控制在 10 万～20 万字。

四、丛书每一分册的正文结构，分为"生平概述""著作简介""学术思想""临证经验"与"后世影响"五个独立的内容范畴。各分册将拟论述的内容按照逻辑与次序，分门别类地纳入以上五个内容范畴之中。

五、"生平概述"部分，主要包括医家姓名字号、生卒年代、籍贯等基本信息，时代背景、从医经历以及相关问题的考辨等。

六、"著作简介"部分，逐一介绍医家的著作名称（包括现存、已经亡佚又经后人辑复的著作）、卷数、成书年代、主要内容、学术价值等。

七、"学术思想"部分，分为"学术渊源"与"学术特色"两部分进行论述。前者重在阐述医家之家传、师承、私淑（中医经典或前代医家思想对其影响）关系，重点发掘医家学术思想的历史传承与学术渊源；后者主要从独特的学术见解、学术成就、学术特点等方面，总结医家的主要学术思想特色。

八、"临证经验"部分，重点考察和论述医家学术著作中的医案、医论、医话，并有选择地收集历代杂文笔记、地方志等材料，从中提炼整理医家临床诊疗的思路与特色，发掘、总结其独到的诊治方法。此外，还根据医家不同情况，以适当方式选录部分反映医家学术思想与临证特色的医案。

九、"后世影响"部分，主要包括"学术影响与历代评价""学派传承（学术传承）""后世发挥"和"国外流传"等内容。其中，对医家的总体评价，重视和体现学术界共识和主流观点，在此基础上，有理有据地阐明新见解。

十、附以"参考文献"，标示引用著作名称及版本。同时，分册编写过程中涉及的期刊与学位论文，以及未经引用但能体现一定研究水准的期刊与学位论文也一并列出，以充分体现对该医家研究的整体状况。

十一、附以丛书全部医家名录，依照年代时间先后排列，以便查检。

十二、丛书正文标点符号使用，依据《中华人民共和国国家标准标点符号用法》（GB/T 15834–2011）。医家原书中出现的俗字、异体字等一律改为简化正体字，个别不能对应简化字的繁体字酌予保留。

《中医历代名家学术研究丛书》编委会

2016 年 9 月

内容提要

楼英，字全善，一名公爽，号全斋，生于元至顺三年（1332），卒于建文二年（1400)，浙江萧山楼塔人，明代著名医学家。楼英在学术上重视阴阳五行学说，确立脏腑辨治纲领；阐发《内经》之旨，融汇历代名贤之精华。他博采群书，汇各家之长，融自己数十年临床经验，汇编而成《医学纲目》。该书创医书类书之纲目分类法，为后世医家所借鉴。近代曹炳章盛赞此书"实为医学类书中之最有法度者"。本书内容包括楼英的生平概述、著作简介、学术思想、临证经验、后世影响等。

编写说明

楼英，字全善，一名公爽，号全斋，生于元至顺三年（1332），卒于明建文二年（1400），浙江萧山楼塔人，明代著名医学家。因治病有神奇效验，民间尊称楼英为"神仙太公"。楼英在学术上重视阴阳五行学说，确立脏腑辨治纲领；阐发《内经》之旨，融汇历代名贤之精华。他博采群书，融汇各家之长，集自己数十年临床经验，汇编而成《医学纲目》。该书创医书类书之纲目分类法，为后世医家所借鉴。近代曹炳章盛赞此书"实为医学类书中之最有法度者"。此外，楼英还著有《气运类注》《周易参同契药物火候图说》《仙岩文集》《江潮论》《守分说》《仙岩日录杂效》《正传录》等。

现代有关楼英的研究，体现在如下几个方面：其一，楼英生平事略的研究。楼英作为跨元、明两朝的著名医家，由于所据史料不同，在楼英生卒年等内容方面，记载略有差异，在已发表的论文及著作中，学者对楼英的名字号及生卒年进行考证，研究其从医经历，并辑录楼英的年谱。其二，《医学纲目》的研究。楼英的医学著作，只有一部《医学纲目》。在已发表的论文及著作中，对《医学纲目》的编辑特色及该书的分类特点进行了研究。其三，楼英学术思想的研究。近年来对楼英学术思想研究的论文及著作非常少，已经出版的著作和发表的论文，只是概括性地对楼英的主要学术思想进行阐述，没有深入探究其临证经验。其四，楼英轶事的研究。

关于楼英的事迹，史料流传下来的非常少，有些现已无法考证。1986年，中华全国中医学会浙江省绍兴市分会，出版了周明道纂辑的《楼英研究》一书，辑录关于楼英生平的点滴珍贵资料。2008年，浙江人民出版社出版了楼英后代楼岳中撰写的《楼塔往事》一书。该书从风土人情的角度记录了楼塔历史，其中辑录了楼英的生前身后之事。

综上所述，对于楼英的研究多集中在他的生平事略方面，而其学术思想及临证经验研究的论文及著作非常少。为了深入挖掘楼英的学术思想和临床诊疗经验，笔者在充分阅读楼英《医学纲目》的基础上，参考相关的文史资料、医家著作，运用文献梳理等方法对楼英的学术思想进行研究。楼英的主要学术特点是重视阴阳五行学说，阐发《内经》之旨，融汇历代名贤之精华。在临床上，他分病辨证，重视脏腑病机。

本项研究依据的楼英著作版本是：1987年人民卫生出版社出版，高登瀛、鲁兆麟点校本《医学纲目》。通过深入研究楼英学说，发掘其学术精华，将为中医药研究提供宝贵的经验，为广大中医研究人员及爱好者提供有价值的参考依据。

在此对参考文献的作者表示衷心感谢！本书在编写过程中得到了潘桂娟教授的指导和帮助；在查阅整理相关研究资料时，得到同道崔为教授的全力支持，在此一并表达最衷心的感谢。

长春中医药大学　王姝琛

2015年6月

目录

楼英

生平概述

楼英，字全善，一名公爽，号全斋，生于元至顺三年（1332），卒于明建文二年（1400），浙江萧山楼塔人，明代著名医学家。因治病有神奇效验，民间尊称楼英为"神仙太公"。楼英在学术上重视阴阳五行学说，确立脏腑辨治纲领；阐发《内经》之旨，融汇各家之长，集历代名贤之精华，融自己数十年临床经验，汇编而成《医学纲目》。该书创医书类书之纲目分类法，为后世医家所借鉴。近代曹炳章盛赞此书"实为医学类书中之最有法度者"。

一、时代背景

楼英在医学领域取得的成就，除了他昼读夜思，废寝忘食地学习历代名医著作，勤于实践，勇于创新外，与当时的社会历史背景也是分不开的。楼英所处的时代，跨越元、明两代。金元时期战争频繁，疫病流行。一些医家认为，既往的病因病机理论和曾经盛行的经方、局方等，已不能适应临床需要，产生了"古方不能治今病"的思想。刘完素、张元素、张从正、李东垣、王好古、朱丹溪等医家，相继从实践中对医学理论做出新的探讨，阐发了各自不同的认识，创立各具特色的学说，并展开学术争鸣。这一风气延续至明清两代，开拓了中医学术发展的新局面。明代，官方尊崇儒学，倡导孝悌，医学被视为履行孝悌的重要手段。"不为良相，便为良医"，在这样的环境中，大批知识分子由儒入医，改善了医生的文化素质和知识结构，使医生的社会地位相应提高。金元各医学流派的形成，以及明代科技的发展，对楼英医学思想的形成产生了极大的影响。

二、生平纪略 🦢

在浙江萧山，有一个四周群山环抱，景色秀丽的地方，那就是楼塔镇。据《仙岩楼氏宗谱》记载：楼塔楼氏始祖楼晋（人称彦孚公），于唐乾宁四年（897），从义乌迁居到这里，逐渐形成村落，现已传至第40代，距今已经有千余年的历史。明代著名医家楼英就诞生于此。楼英生活在一个世代业医的家庭中，受家庭的影响，对医学有着浓厚的兴趣。曾祖楼文隽，精通经史、天文、历算、阴阳、医道，为一代名医；祖父楼寿高，通经史医卜之学；父亲楼友贤，善诗文，以医为事，医术精深，医德高尚。

楼英自幼好学，4岁时开始随母习字，7岁时秉承母训，诵读《内经》，12岁时已经能够讲论《四书》，于经史、天文、地理无所不知。青年时期好读《周易》，通晓阴阳消息之宜。他曾用《周易》卦象及阴阳五行、天干地支的生克关系，论述人体与自然界的统一，做"周易参同契药物火候图说"一文，并绘制了药物图和火候图。楼英13岁时因为母亲患病，请浦江名医戴原礼（思恭）治疗。楼英非常感激戴原礼，并借此机会开始随其学医。楼英与戴原礼一起辩论医道，互相切磋，共同探索《内经》深奥的经旨，结下了深厚的友谊。戴原礼称赞楼英"敏而好学，后必有成"。戴原礼是朱丹溪的弟子，曾得到朱丹溪的真传。

楼英非常崇拜朱丹溪，推崇朱丹溪学说，自称"私淑丹溪之学者"。楼英的父亲楼友贤与戴原礼的父亲戴士尧是连襟。戴士尧与朱丹溪是挚友，戴士尧的儿子戴原礼拜师朱丹溪。由于这层关系，楼友贤与朱丹溪成为师友之交。朱丹溪去世时，楼英曾奉父命奔赴义乌吊唁。楼英之学，也颇受朱丹溪学说的影响。

楼英博览《内经》《难经》及历代名医方论，昼读夜思，废寝忘食，历经30余年，编撰而成《医学纲目》40卷。该书是楼英30余年学习和研究的成果，他以阴阳脏腑为纲，采辑《内经》《难经》《甲乙经》《伤寒论》《金匮要略》诸说，参以历代其他各家著述，尤汇集宋金元各家之论，辅以己见，汇编成这部大型类书。此外，楼英还著有《内经运气类注》《周易参同契药物火候图说》《仙岩文集》及《江潮论》《守分说》《仙岩日录杂效》《正传录》等。

楼英继承祖业，20多岁开始行医。在家乡，楼英济世救人、著书立说的故事，流传了一代又一代，这些故事不仅反映了当地百姓对楼英的崇敬，也证实了楼英的医术在当时已深孚众望，达到炉火纯青的程度。曾经有一位老年妇女，多年患头痛，经久不愈，非常痛苦，请楼英治疗。楼英经过仔细诊查，发现其手足部的血络呈紫黑色，认为"大痹为恶"，遂采用放血疗法进行治疗。楼英主张哪一经络受病，就用三棱针在哪一经络的穴位放血，果然针到病除，众人佩服不已。数年之间，楼英的医名就传遍四方，成为远近闻名的医生。在民间广为流传的还有"药引子与朱元璋"的故事。相传朱元璋在位时，马皇后得了重病，众御医束手无策，人参、灵芝等名贵药物吃了不少，病情不见好转，朱元璋颁旨遍请天下名医进京为皇后治病。经人举荐，朱元璋传旨宣楼英入宫。楼英随太监来到马皇后的病榻前，通过望、闻、问、切，发现马皇后是饮食不节引起的脾胃不和、痰浊阻滞之食积症而已，用莱菔子等普通消食行滞药就可以治愈。但楼英认为如果用如此低廉之药，皇后未必肯服用，若有闪失，自己性命难保。于是他巧用莱菔子5钱，以皇上玉佩做药引，治愈了马皇后的疾病。传说马皇后病愈后，朱元璋大喜，留楼英在太医院任职。在太医院期间，楼英有机会阅读了皇家珍藏的医药典籍，使其医术大增。楼英去世后，翰林学士奉议大夫王景为他写的墓铭中还记载着这样一个事件：当年有二位住店的老人突然生病，店家和伙计要把穷病交加的老人赶出店门，楼英闻讯后，恳请店家不要赶走他们，并亲自送药治疗，1个多月后痊愈。楼英不取分文，还支付了二位老人的旅资。此类传说，在楼英的行医生涯中比比皆是。相传曾有一位妇女患痢疾，身热腹痛，当地乡医以"真痢"治疗，服药后忽然烦躁不安，病势加重。楼英听到消息后，亲自上门，经过一番详细诊查后，亲手给病人煎了一剂"附子理中汤"。服药之后，病人痊愈。有人问楼英治疗经验，他回答，身热是阳浮于外的现象，烦躁是阴盛于内而格阳于外的表现，用附子理中回阳于命门，逐阴寒于表外，故效果很好。前医所以无效，是由于认症不清的缘故。明洪武年间，楼英被朱元璋召至南京，拟任为太医，因年迈力辞之，以老赐归。

楼英死后，墓葬在今楼塔镇乌珠荡山脚，至今保存完整。1989年，当地百姓自发筹款，将楼英墓地重修。楼英家乡民众为了纪念这位伟大的医家，还修建了楼英祠。楼英祠堂，又称楼英下祠堂，始建于1928年。1986年5月，当地村民集资修缮楼英祠堂，作为楼英纪念馆。如今，在楼英纪念馆和楼英墓地，每天仍有虔诚者点烛焚香，纪念这位伟大的医家。

楼英作为跨元、明两朝的著名医家，他的事迹得到后世学者的广为传颂。由于所据史料不同，在楼英生卒年的时间上，记载略有差异。自楼英后至20世纪初，五六百年间，楼塔本村业医者接续不绝，多数业医者是从楼英的《医学纲目》中取用验方，临床施治，一代又一代传承着楼英济世活人的精神。

楼英年谱：

明代医学家楼英，字全善，一名公爽（一说，一名爽），浙江萧山楼塔村人。先世由谯郡迁居会稽蓝田，再迁居乌伤（义乌），又徙会稽之萧山。曾祖父文隽，字元英。祖父寿高，字云齐，号南山。父友贤，后改名詠，字信可，号仙岩耕云叟。楼英的事迹流传下来的较少，周明道先生根据《仙岩楼氏宗谱》《萧山县志》《仙岩漫录》等，整理成楼英年表，现辑录如下。

1332 年（元至顺三年三月十五日），出生。姓楼，名英，一名公爽（一说，一名爽）。字全善。

1335 年（至元元年），4 岁。其母开始教育督促他识字，楼英聪慧过人。

1338 年（至元四年），7 岁。秉承母训，授读《内经》。

1342 年（至正二年），11 岁。读小学，他记忆力超群，过目不忘。

1343 年（至正三年），12 岁。讲论四书，心领神会。

1344 年（至正四年），13 岁。秋，母寝疾。他服侍母亲，亲尝汤药，有孝子之名。浦江戴原礼，奉父命，专程到萧山治疗，"三阅月曾三往返焉"。楼英"母疾渐瘳，心甚德之"。借此机会向戴原礼学医。

1350 年（至正十年），19 岁。原礼父戴士尧逝世，楼英赴浦江吊唁。

1353 年（至正十三年），22 岁。生长子，名衮，字宗起。

1355 年（至正十五年），24 岁。生次子，名师儒，字宗望。幼承庭训，各臻其奥。后师事戴原礼，尽得其学，声誉日振。

1357 年（至正十七年），26 岁。这一年，楼英随父谒孔庙，与儒林诸彦有"仙岩十题赋诗"之举。冬，戴原礼自嘉禾归，访其于萧山仙岩。与英处清燕楼，探《内经》奥义，原礼赞佩他在医学上的进步，希望他能著书立说。

1358 年（至正十八年），27 岁。朱丹溪逝世，楼英奉父命赴义乌吊唁。

1359 年（至正十九年），28 岁。其父友贤卒于吴淞朱君玉私馆。他与兄奭赴吴淞，以兵甲之苦，奉枢火瘗，函骨归葬。

1361 年（至正二十一年），30 岁。元末兵乱，楼英负母逃难。

1362 年（至正二十二年），31 岁。设馆授徒。汇集资料，编纂《医学纲目》。

1364 年（至正二十四年），33 岁。读《易》，领悟消长盈虚之理，著

《守分说》以警世。

1369 年（明洪武二年），38 岁。正月十三日，其母病逝，享年 72 岁。

1370 年（洪武三年），39 岁。研穷《素问》《难经》之旨，广行活人之责。楼英自称："吾之居楼（清燕楼）也，考方册于斯，治药石于斯，以奉吾兄，以飨吾宗，以会吾友，以训吾子，终吾天年而已尔。"

1371 年（洪武四年），40 岁。隐居仙岩洞，校勘李东垣、朱丹溪不传之秘。

1375 年（洪武八年），44 岁。著《江潮论》。

1376 年（洪武九年），45 岁。著成《周易参同契药物火候图说》。该书是楼英以《周易》、黄、老三家理论注解制药炼丹，讲求气功的著作。

1377 年（洪武十年），46 岁。医名传于四方，闻于朝署。朱元璋患病召见，"入京调治，俱合上意，赐官医院"。楼英以年老多病为由，上表申谢。八月，同意"以老赐归"。

1380 年（洪武十三年），49 岁。所编《医学纲目》基本完成，族人争相传抄，把《医学纲目》作为学医必修课本。

1381 年（洪武十四年），50 岁。楼英辞官不仕。将自己的经验和医学资料，增补《医学纲目》，使该书日臻完善。

1383 年（洪武十六年），52 岁。著成《仙岩日录》。以日记体裁，记述读书心得、临床经验和政事。

1384 年（洪武十七年），53 岁。著成《内经运气补注》。

1391 年（洪武二十四年），60 岁。他请同邑申屠征为其兄原善（爽）的《广孝诗集》作序。

1396 年（洪武二十九年），65 岁。重修《医学纲目》。

1397 年（洪武三十年），66 岁。申屠征为楼英作《清燕楼记》。

1398 年（洪武三十一年），67 岁。作《全斋记》。

1399 年（建文元年），68 岁。楼英年老，疾病缠身，惟以清养自娱。是年冬，《仙岩漫录》由次子宗望整理完稿。

1400 年（建文二年），69 岁。是年 11 月 19 日卒。次年 10 月初，葬于十村"尚坞山"。襄阳知府方晖，称楼英"于义有所不闻。闻之必行；有所不学，学之必成，为浙东奇才"。生子三：宗起、宗望、宗明。孙男七：远、辕、轮、轲、辖、轸、范。

三、从医经历

（一）家世业医

楼英之曾祖楼文隽，字元英，号澄斋，聪敏睿智，上晓天文、下识地理，阴阳、医药无所不精，在当地名气很大。宋开庆中，秘书少监洪公荐于朝，授登仕郎行在院检阅，不久，因父病辞官，回到家乡业医。楼英之祖父楼寿高，字云齐，号云斋、南山。他才华横溢，却不愿做官，隐居楼塔，嗜学业医。楼英之父楼友贤，后更名詠，字信可，号仙岩耕耘叟，习儒而善医，尝谓贫欲资身，贱欲救世，莫如行医。他的连襟戴士尧与名医朱丹溪是挚友，戴士尧之子戴思恭拜朱丹溪为师，友贤常与朱丹溪议论《内经》之旨，与朱丹溪成了师友之交。

（二）师事戴原礼

戴思恭（1324—1405），字原礼，一作元礼，婺州浦江（今浙江诸暨）人。戴思恭的祖父戴暄是浦江望族，习儒，其父亲戴士尧亦以儒学相承。戴思恭自幼好学，天资聪敏，从小就深受家庭环境影响，博学广纳，遍览群书，涉及星象、堪舆、风鉴之术，尤嗜医书，志在济世活人。当时，邻县义乌朱丹溪在当地医名大振。少年戴思恭随父亲来到义乌，拜朱丹溪为师。朱丹溪"尽以医术授之"。戴思恭刻苦钻研，深得先生医术之精髓，遂以医鸣世。当时大学士宋濂称其医术之妙，非一时诸人可及。楼英的父亲与戴思恭的父亲因联姻的关系，交往密切。楼英也非常佩服戴思恭"才思敏捷，好学能文"。在戴思恭为其母治病时，楼英曾向戴思恭请教医术，与其辩论医道，互相切磋，结下了深厚的友谊。楼英对戴思恭"以兄事之，亦以师礼之也"。戴思恭谓之可教，后必有成。

（三）私淑朱丹溪

朱丹溪、楼友贤、戴思恭三人，均以《内经》为依据，探究古代经典，临床验证，密切交往多年。朱丹溪对楼友贤、戴思恭的影响，对日后楼英的发展起到了巨大的作用。从《医学纲目》类编前代医家的资料中可见一斑。楼英也称自己是"私淑丹溪之学者"。

史料中记载：朱丹溪暮年，特别思念老友楼友贤，曾给他写信，信中有一首诗写道："一卧丹溪相见稀，小园日日掩荆扉；晚来不惜尘双屐，扫榻殷勤话夕晖。"诗中表达了丹溪思念友贤心切，希望友贤不惜路远，能到义乌丹溪来，两人谈个痛快。1358 年，朱丹溪因病去世，楼英奉父命从楼塔冒险赶去义乌吊唁。

楼英一家，世代业医。在文献资料中没有明确记载他拜谁为师，也可以称其为自学成才的著名医家，但由于父亲联姻的关系，他多次拜访朱丹溪和戴思恭，与两位大师切磋医技，对其医学思想的形成有很大的影响。

楼英

著作简介

楼英在医学上的主要研究成果是，著《医学纲目》40卷及《内经运气类注》。除医学外，对天文、地理、历法亦颇有造诣。楼英还著有《周易参同契药物火候图说》《仙岩文集》《江潮论》《守分说》《仙岩日录杂效》《正传录》等。

一、《医学纲目》

《医学纲目》撰年不详，初刊于明嘉靖四十四年（1565）。最初没有得到医界的重视。经历数十年后，明代进士曹灼得到此书，赞其"简而知要，繁而有条"，肯定了"病有千变万化，不越阴阳五行"观点的正确性。曹灼说："夫不治刑不知造律者之深意，不治病不知著书者之苦心。先生康济之心甚盛，而几于无所用者。"对楼英推崇备至。因此，曹灼邀请邵伟元、刘元卿分函校勘，正缺补遗，于1565年将此书刊行问世。

（一）《医学纲目》现存版本

《医学纲目》40卷，刊行于明嘉靖四十四年（1565），明《天一阁书目》最早著录。现存主要版本有：明嘉靖四十四年（1565）曹灼刊本；明万历二十一年（1593）宝翰楼重校刊本；钱世杰之抄本；1937年世界书局铅印本；1987年人民卫生出版社出版高登瀛、鲁兆麟点校本。

（二）《医学纲目》内容简介

《医学纲目》，共计40卷，分10部论述。卷一至卷九为阴阳脏腑部，为总论，广泛阐述虚实、寒热、诊脉、察病、方药、疗法、刺灸、调摄、宜禁等内容；卷十至二十九为肝胆部，论述中风、癫痫、痉厥等病；心小肠部，论述心痛、胸痛、谵妄等病；脾胃部，论述内伤饮食、诸痰、诸痞等；肺大肠部，论述咳嗽、喘急等病；肾膀胱部，论述耳鸣、耳聋、骨病、牙痛等；卷三十至三十三为伤寒部，以伤寒病证为主，兼述温病、暑病、温疫等；卷三十四至三十五为妇人部，叙述妇人通治、经、带、胎前、产后等病；卷三十六至三十九为小儿部，介绍小儿通治，五脏所主各种病症；卷四十为运气部，论《内经》运气论治，运气占候补遗等。以上各部，按病分门，每门之下列举不同病症、治法和方药。凡治法皆以正门为主，支门为辅。如心痛为正门，卒心痛为支门，而每门又以病症之阴阳表里、虚实寒热加以分类，且门为上下，其上者为《内经》元法，下者为后世医家之续法。

《医学纲目》集《内经》以后历代文献及楼英本人几十年临床经验之大成，全书前后耗时 30 年，资料丰富，纲目清晰，选论治方讲求实效，对指导临床辨证论治具有深远意义。因此，近贤曹炳章盛赞此书"实为医学类书中之最有法度者"。该书是《本草纲目》《证治准绳》《古今图书集成·医部全录》等书的重要参考文献。

二、《气运类注》

《气运类注》，又名《内经运气类注》，是楼英钻研《内经》关于"运气"理论的心得体会。该书取《素问》运气之说，提纲挈领，撷取精华，类编集注，对前贤注释未备者，间附己意，阐明运气学说的基本理论及主要内容。楼英于洪武甲子二月初一（1384 年 2 月 22 日）写序。《气运类注》未见独立行世的记载，后人推测可能就是《医学纲目》的最后一卷，即卷四十，《内经运气类注》。

除上述著作以外，楼英还著有《仙岩文集》，以及《周易参同契药物火候图说》《江潮论》《守分说》《仙岩日录》《仙岩漫录》《仙岩文集》等。其中，《仙岩日录》《仙岩漫录》《仙岩文集》3种文卷已逸失，大多是诗文日记之类的作品，或民间还有残存的抄本。

楼英

学术思想

一、学术渊源

（一）时代背景

楼英在医学领域的成就，除了他对上自《内经》、下至历代名医著作，昼读夜思、废寝忘食地学习，勤于实践，勇于创新外，与当时的社会历史背景也是分不开的。楼英所处的时代，跨越元、明两代。金元时期战争频繁，疫病流行。一些医家认为，既往的病因病机理论和曾经盛行的经方、《局方》等，已不能适应临床需要，产生了"古方不能治今病"的思想。刘完素、张元素、张从正、李东垣、王好古、朱丹溪等医家相继基于实践对医学理论进行新的探讨，阐发了各自不同的认识，创立了各具特色的学说，并展开学术争鸣。这一风气延续至明清两代，开拓了中医学术发展的新局面。明代，官方尊崇儒学，倡导孝悌，医学被视为履行孝悌的重要手段。"不为良相，便为良医"，在这样的环境中，大批知识分子由儒入医，改善了医生的文化素质和知识结构，使医生的社会地位相应提高。金元各医学流派的形成，以及明代科技的发展，对楼英医学思想的形成产生了极大的影响。

（二）家庭影响

楼英之曾祖楼文隽，字元英，号澄斋，聪明好学，凡经传、子史、天文、地理、历律、阴阳、医药之属，靡不精研而穷其蕴。宋开庆中，秘书少监洪公荐于朝，授登仕郎行在院检阅，不久，因父病辞官，回到家乡业医。楼英之祖父楼寿高，字云齐，号云斋、南山，隐德弗耀，隐居楼塔，嗜学业医。楼英之父楼友贤，后更名泳，字信可，号仙岩耕耘叟，习儒而善医，尝谓贫欲资身，贱欲救世，莫如行医。他的连襟戴士尧与名医朱丹溪是挚友，戴士尧之子戴思恭拜朱丹溪为师。因此，楼友贤与朱丹溪成了师友之交。

（三）师传熏陶

1. 师事戴思恭

戴思恭（1324—1405），字原礼，一作元礼。婺州浦江（今浙江诸暨）人。

戴思恭的祖父戴暄是浦江望族，习儒，其父亲戴尧亦以儒学相承。戴思恭自幼好学，天资聪敏，博览群书，涉及星象、堪舆、风鉴之术，尤嗜医书，志在济世活人。当时，邻县义乌朱丹溪在当地医名大振。少年戴思恭随父亲来到义乌，拜朱丹溪为师。朱丹溪"尽以医术授之"。戴思恭刻苦钻研，深得先生医术之精髓，遂以医鸣世。当时大学士宋濂称其医术之妙，非一时诸人可及。楼英的父亲与戴思恭的父亲因联姻的关系，交往密切。楼英也非常佩服戴思恭"才思敏捷，好学能文"。在戴思恭为其母治病时，楼英曾向戴思恭请教医术，与其辩论医道，互相切磋，结下了深厚的友谊。楼英对戴思恭"以兄事之，亦以师礼之也"。戴思恭谓之可教，后必有成。

2. 私淑朱丹溪

楼英的父亲楼友贤与朱丹溪成了师友之交。戴思恭传承朱丹溪学说，成为明初名医。朱丹溪、楼友贤、戴思恭三人均以《内经》为依据，探究古代经典、临床验证。三人密切交往多年，朱丹溪对楼友贤、戴思恭的影响，对日后楼英的发展起到了巨大的作用。从《医学纲目》编引资料中可见一斑。楼英也称自己是"私淑丹溪之学者"。

史料中记载：朱丹溪暮年，特别思念老友楼友贤，曾给他写信，信里有诗云："一卧丹溪相见稀，小园日日掩荆扉；晚来不惜尘双屐，扫榻殷勤话夕晖。"以表达思念心切，希望楼友贤不惜路远，能到义乌丹溪来，两人谈个痛快。公元1358年，朱丹溪因病去世，楼英奉父命从楼塔冒险赶去义乌吊唁。

楼英一家，世代业医。在文献资料中，没有明确记载他拜谁为师，也可以称他为自学成才的著名医家，但由于父亲的关系，他多次拜访朱丹溪和戴思恭，与两位大师切磋医技，对其医学思想的形成有很大的影响。因此，我们从其他散在的文献资料中，寻找着楼英的学术渊源、师承足迹，以供后学参考。

二、学术特色 🦤

（一）《周易》为本源，《内经》为基础

楼英学术思想的本源是《周易》，特别是其中的"阴阳五行"学说，是其观测分析事理的核心。楼英在《医学纲目》自序中写道："医之为学，其道博，其义深，其书浩瀚，其要不过阴阳五行而已。盖天以阴阳五行化生万物，其禀于人身者，阴阳之气，以为血气、表里、上下之体；五行之气，以为五脏六腑之质，由是人身具足而有生焉。"指出人体之气血、肌肤、五脏六腑，均由阴阳五行之气所禀赋，然而禀赋于人体并不人均一致，其间有多寡厚薄的不同。如果遇到阴阳失调，五行克乘，就会导致人体患病。因此，楼英说："阴阳错综，五行迭运，不能无厚薄多少之殊。故禀阴阳五行之气厚者，血气脏腑壮而无病，薄者血气脏腑怯而有病。阳多者，火多性急而形瘦；阴多者，湿多性缓而形肥。阳少者，气虚表虚上虚而易于外感；阴少者，血虚里虚下虚而易于内伤。"楼英运用阴阳五行哲理，联系人体体质、气血、表里、上下以阐明人体受病的病因病理机制。强调在诊治上，"必先分别血气、表里、上下、脏腑之分野，以知受病之所在，次察所病虚实寒热之邪以治之。务在阴阳不偏倾，脏腑不胜负，补泻随宜，适其病所，使之痊安而已"。他认为天地万物都归属于阴阳五行之中。人体的五脏六腑，疾病的症状，血气、上下、表里、虚实、寒热，施治的方针，滞导、补泻、盈亏、温凉、甘辛等，都能以"阴阳五行"一以统之。

《内经》是楼英医学思想的基础。《素问·阴阳应象大论》曰："阴阳者，天地之道也，万物之纲纪，变化之父母，生杀之本始，神明之府也。"这是《内经》对阴阳学说的高度概括。楼英遵从《内经》学说，并在《内经》论述的基础上，结合临床实践予以发挥。提出"千变万化之病态，皆不出阴阳五行"，将阴阳五行与病证、治则联系在一起加以分析。

《医学纲目》序例中指出："凡门分上下者，其上皆《内经》之元法，其下皆后贤之续法，如穴法门上、穴法门下是也。标之上下亦然。如针灸上皆《内经》元法，针灸下皆后贤续法是也。"可见《内经》是楼英学术思想的理论基础，尤其是卷四十，专门对《内经》运气理论进行考证。此外，楼英在每个病症之后，设有运气内容，引《内经》运气理论以证之。

（二）创医学类书之纲目，为后世医家所借鉴

《医学纲目》规模宏大，集明代以前医学典籍精华之大成。该书上起《内经》，下到朱丹溪的《格致余论》《局方发挥》，无不搜罗穷尽。楼英对前人的著作，不是简单机械地辑录，而是经过深思校验，提出自己的分析。其在各部每个病症的治法上，设正门和支门，每门又分"上""下"，上为《内经》之法，下为后人之法。以"八纲"之阴、阳、表、里、寒、热、虚、实，分析正误得失。因此，后人评论《医学纲目》"为医学类书中之最有法度者"。

楼英在《医学纲目》编纂体例上独辟蹊径，全书以脏腑分类为纲，分阴阳脏腑部9卷，为全书的总论，阐述阴阳、虚实、寒热之理，诊脉、察病之法，以及方药、疗法、刺灸、调摄、宜禁之总述。以下则有肝胆部、心小肠部、脾胃部、肺大肠部、肾膀胱部，以五脏分证，下则分别论述各脏之病症，各部按病分门，每门之下则又列举不同的病症、治法和方药。凡治法皆以正门为主，支门为辅。如心痛为正门，卒心痛为支门，而每门则又以病症之阴阳表里、虚实寒热加以分类，且门为上下，其上者为《内经》元法，下者为后世医家之续法。有纲有目，条分缕析，简而有要，繁

而有条。由于张仲景《伤寒论》辨证论治有独到之处，故在《医学纲目》中另立伤寒部 4 卷，对《伤寒论》内容进行专门整理与研究。由于妇科、儿科病症的特殊性，楼英专门设立妇人部 2 卷、小儿部 4 卷。楼英非常重视运气学说，专门对《内经》五运六气理论进行补注，作为《医学纲目》卷四十。此外，在各病症后设有运气内容。这种编辑方法，在历代医药古籍中是很少见的。李时珍在《本草纲目》序例第 1 卷引据古今医家书目中，就有《医学纲目》一书，并在《本草纲目》中多次引用，足见《医学纲目》在医学研究中的地位，以及对李时珍编写《本草纲目》的影响。

（三）重视阴阳五行学说，确立脏腑辨治纲领

楼英在历经 30 多年的临证揣摩之后，在阴阳五行研究中总结出"盖血气也、表里也、上下也、虚实也、寒热也，皆一阴阳；五脏也、六腑也、十二经也、五运六气也，皆一五行也"的学术观点，并提出"千变万化之病态，皆不出阴阳五行"的精辟见解。他把阴阳五行与病症治则连在一起的方式，在《医学纲目》中比比皆是。楼英运用阴阳哲理，联系人体体质气血，以表里、上下阐明人体受邪为病的机制，具有重要的临床意义。

阴、阳、表、里、寒、热、虚、实八者，为中医辨证的总纲。《医学纲目》关于"故诊病者必先分别气血、表里、上下、脏腑之分，以知受病之所在"，反映了楼英以燮理阴阳、调和脏腑作为临床治病的诊治法则。"次察所病虚实寒热之邪以治之，务在阴阳不偏倾，脏腑不胜负，补泻随宜，适其所病"的论点，正是八纲辨证的体现；在"诸诊脉诊病杂法"中所述浮、沉、迟、数、虚、实、洪、细、滑、涩等脉象，也以八纲为纲领。可见，楼英《医学纲目》是继张仲景《伤寒论》之后，辨证论治的又一典范，并创立人体脏腑分类法。

（四）汇各家学说，金元医家为重

楼英为了编写《医学纲目》，参考历代医家的大量著作，其在《医学纲

目》自序中提到："英爰自髫年，潜心斯道，上自《内经》，下至历代圣贤书传，及诸家名方，昼读夜思，废餐忘寝者三十余载，始悟千变万化之病态，皆不出乎阴阳五行。"据统计，书中直接引用文献达 140 余种，此外还收录了历代名方验方 2919 条。可以说，《医学纲目》总结了明代以前的各家学说，是对金元时代中医典籍的一次大汇集、大归纳。楼英有目的地节录筛选了古代文献资料，并根据个人理解进行校订，尤以刘河间、李东垣、朱丹溪等金元医家为重。

（五）师古而不泥古，指出前贤不足

楼英临证选方，悉以撷取前贤诸家名方为主。其云："自轩岐而下，仲景详外感于表里阴阳，丹溪独内伤于血气虚实，东垣扶护中气，河间推陈致新，钱氏分明五脏，戴人熟施三法，凡历代方书甚众，皆各有所长耳。"

在临证运用上，楼英则强调应辨证施治，随症加减，而不泥前人之说。如刘河间《素问玄机原病式》一书，以《内经》"病机十九条"立言，但遗漏"有者求之，无者求之，盛者责之，虚者责之"十六个字。楼英对此指出："河间《原病式》但用'病机十九条'立言，而遗此一十六字，犹有舟无操舟之工；有兵无将兵之帅，不免临病之际，汤剂误投，致人夭折。今负慴逾，引经传之旨，证其得失，其补大矣。"因此，楼英引经传以证河间之误。

楼英在伤寒辨治中，取法于张仲景之说并有所发挥。如他在《医学纲目·卷之三十·续伤寒通论》中引王好古之论。

"大承气汤：治大实大满，满则胸腹胀满，状若合瓦，大实则不大便也。痞满燥实四症具备则用之，杂病则进退用之。大黄（治大实）、芒硝（治燥粪，前二味治有形血药也。）、厚朴（治大满）、枳实（治痞，后二味治无形气药也）"。

"小承气汤：治痞实而微满，状如饥人食饱饭，腹中无转矢气。即大承气汤，只去芒硝。心下痞，大便或通，热甚，须可下，宜此方"。

"调胃承气汤：治实而不满者，腹如仰瓦，腹中有转矢气，有燥粪，不大便而谵语，坚实之症宜用之"。

楼英指出："以上三法不可差，差则无者生之，有者遗之。假令调胃承气症，用大承气下之，则愈后元气不复，以其气药犯之也。若大承气症，用调胃承气下之，则愈后神痴不清，以其无气药也。小承气症，若用芒硝下之，则或利不止，变而成虚矣。"强调遵循经典的重要性。

楼英深入钻研《内经》《伤寒论》等经典，强调遵经的重要性，但并不拘泥于经文。其云："治中风自汗，用桂枝汤；治伤寒无汗，用麻黄汤。此仲景表散之法，百世不易者也。若元气暴亏者，以参、芪与桂枝、麻黄等药表散，此丹溪补仲景之法，亦百世不易者也。"此言仲景书中并没有，只要在实践中行之有效，亦可与仲景法并垂百世。楼英还就伤寒有无虚烦提出自己的看法："《活人》云：虚烦似伤寒，非伤寒也。成无己云：伤寒有虚烦，有心中烦，有胸中烦。二说不同，考之于书，成无己之言，实出仲景，《活人》无据。然往往有非因伤寒而虚烦者，今故两存之。立虚烦一门于此心部，立伤寒烦一门于伤寒部。"楼英在对病症研究中，虽无经言可据，而临床确实如此者，在《医学纲目》中常常同时保存两种观点，这些都反映了楼英师古而不泥古的治学态度。

（六）辨证论治，谨守病机

楼英对于杂病治疗，尤其注重脏腑病机。例如，对于癃闭一病，楼英认为："合而言之，一病也。分而言之，有暴久之殊。盖闭者暴病，为溺闭，点滴不出，俗名小便不通是也。癃者久病，为溺癃，淋沥点滴而出，一日数十次或百次，名淋病是也。"楼英从脏腑病机进行辨证论治，治法各异。对于咳嗽一病，他认为："夫咳之为病，有一咳即出痰者，脾胜湿而痰滑也，有连咳十数不能出痰者，肺燥胜痰湿也。滑者，宜南星、半夏、皂角灰之属燥其脾，若利气之剂，所当忌也。涩者，宜枳壳、紫苏、杏仁之属利其肺，若燥肺之剂，所当忌也。"

（七）运气理论研究

楼英非常重视运气理论研究，在《医学纲目》中，除各病症后设有运气内容外，又专设运气部一卷，以阐述说明五运六气的奥秘。在《医学纲目》自序中楼英写道："上自《内经》，下至历代圣贤书传及诸家名方，昼读夜思，废餐忘寝者，三十余载。"《内经运气补注》是楼英钻研《内经》运气理论的体会。他认为："夫运气之道，上古圣人所以参天地赞化育者也。盖气流行于天地间，有化有变，其化也，在人为生育；其变也，在人为疾死。故赞其化育以济其生者，必先制其疾以拯其死，此则医道之所由设，使有生者无夭折、享寿考，而其德业可与天地参矣。"

1. 阐《内经》运气理论之微

现存中医书籍中，最先论述运气学说的，见于《素问·天元纪大论》《素问·五运行大论》《素问·六微旨大论》《素问·气交变大论》《素问·五常政大论》《素问·六元正纪大论》《素问·至真要大论》7篇。楼英年轻时就开始留意于"《素问》运气七篇"，研习既久，似有所得，于是提纲挈领，类编《内经气运类注》，阐明《内经》之旨，弥补前贤注释之不足，并附己意。对《内经》运气研究做出了重要的贡献。

例如，楼英在《医学纲目》卷四十阐述说明《素问·天元纪大论》之旨，首先指出运气相合而有盛虚损益之变。其云："凡此五运六气，所谓变化盛虚，《经》后篇千言万语，皆所以反复发明，此四者学者当潜心以究之也。"其次论阴阳相错，上下相召，而合之为周纪之数。指出："气有多少，形有盛衰，上下相召之义。"

此外，楼英还对《素问·五运行大论》《素问·六微旨大论》《素问·六元正纪大论》《素问·至真要大论》等篇加以发挥，对后世运气理论研究产生了一定的影响。

2. 述前贤释《内经》之得失

楼英在对《素问》运气七篇进行注释时，指出前代医家，如王冰、刘河间、张从正等，对《内经》运气理论的理解之误，并提出自己的观点。

（1）王冰之得失

五运六气学虽然形成年代较早，但是在唐代以前却鲜为人知。直到唐代王冰次注《素问》时，才将"天元纪大论""五运行大论""六微旨大论""气交变大论""五常政大论""六元正纪大论""至真要大论"这7篇专门探讨运气学说的大论补入其中。此后运气学说才被世人广为周知，逐渐得到医家们的重视。楼英认为，王冰对《内经》理论研究颇深，并对其进行了大量的注释，阐明了《内经》的深奥旨意，对《内经》运气理论研究贡献巨大。《内经运气类注》序文中指出："惟唐太仆令王冰氏笃好之，大为诠注，而其昭彰道要，开示玄微者，于功为大。"但是智者千虑必有一失，在王冰的注释中也有一些未尽善之处：①不分常变，释六气胜复无定纪之变为有定纪之常；不分盛虚，释左右乘虚之相胜为司天之淫胜。导致后世业医者对《内经》运气之理更加迷惑。②《素问·六微旨大论》云："亢则害，承乃制，制则生化，外列盛衰，害则败乱，生化大病。"指出六气变化过程中出现太过时，所表现的一种内在的调节机制。《素问·六微旨大论》从运气学说的角度，对六气相承的自然现象做了论述，指出："相火之下，水气承之；水位之下，土气承之；土位之下，风气承之；风位之下，金气承之；金位之下，火气承之；君火之下，阴精承之。"历代医家对其进行注释与发挥。王冰借用自然现象解释亢害承制，对"水承火下"等句做了注释。王冰指出："水承火下者，热甚则润溢象水也；土承水下者，寒甚则冰坚象土也；风承土下者，雨为疾风吹零也；金承风下者，风动气清，万物皆燥也；火承金下者，火煅金流也。"楼英认为王冰注文尚欠全面。在《医学纲目·卷之四十·五运六气总论》中指出："王氏所释下承之义……乃下承生化之盛衰，非其位则邪者也……误用旦夕暴作非位之邪，释经当位之正也。然其非位之兼化胜复，又有太过不及之殊。"

（2）刘河间之得失

楼英认为，刘河间对"《素问》运气七篇"关于病机的注释，有发前人之未发之妙。《医学纲目·内经运气类注序文》曰："河间所注病机，其形容病化之情状，推究火热之众多，真有发前人未发之妙。"但是刘河间的注释也有不尽人意之处：①不分虚实，释兼化为盛，是不思之过也。《医学纲目·内经运气类注序文》曰："奈何又以运气之所属皆为盛，而不察其所属各有盛虚，以盛虚所兼非位之化皆为似，而不察其所兼之盛者似虚者是为重失矣。"②关于五运六气为病之治法，《内经》提出了"病机十九条"。其中"有者求之，无者求之，盛者责之，虚者责之"十六个字，楼英认为是阐述"盛者泻之，虚者补之"的主要含义，也是对"病机十九条"的总结，是最为重要的内容，但是在刘河间《素问病机原病式》中，以"病机十九条"立言，却遗漏了上述十六个字。楼英认为如果缺此十六字，临证治疗就好像"有舟无操舟之工，有兵无将兵之帅，不免临病之际，汤剂误投，致人夭折"。同时他指出："今河间损此一十六字，但以病化有者为盛，无者为虚，而不复究其假者虚者为未备，此实智者之一失也。"直言不讳地阐述了刘河间在《内经》运气理论研究中的得失。

（3）张从正之得失

张从正对《内经》运气理论也颇有研究，楼英对张从正的研究得失有其独到看法。他在《医学纲目》中援引了张从正的一段歌诀云："病如不是当年气，看与何年气运同，便向某年求活法，方知都在至真中。"楼英认为，此歌诀好像破解了世人对运气理论的迷惑，但却"引而不发"，的确是张从正对《内经》运气理论阐发之不足。

1. 明运气学说的病因病机观

（1）阐述说明《内经》运气学说的病因病机观

"《素问》运气七篇"主要论述运气学说，内容"上及天文，下穷地纪，中悉人事"，这些理论阐述了天体运行的规律对气候变化的影响，以及气候变化对人体的生理、病理影响。"《素问》运气七篇"分析各种气候变化，每一种变化都详述人体病变出现的症候群，如"岁金太过，燥气流行，肝木受邪，民病两胁下少腹痛，目赤痛眦疡，耳无所闻，肃杀而甚，则体重烦冤，胸痛引背，两胁满且痛引少腹……甚则喘咳逆气，肩背痛，尻阴股膝髀腨胻足皆病"。这一组症候群是用来描述感受某种邪气之后机体发生病变过程中某一阶段的病理表现。《素问·六元正纪大论》曰："少阳司天之政……寒来不杀，温病乃起，其病气怫于上，血溢目赤，咳逆头痛，血崩，胁满，肤腠中疮。"说明寒邪入侵，寒气化热，怫郁于上，以致热入营血，迫血妄行，于是形成温病出血重症。

楼英认为："夫运气之道，上古圣人所以参天地赞化育者也……然其道载诸《内经》者，广大精微，非浅学所可易知，是以后世悉皆湮晦。"因此，楼英为后人阐述说明经旨，"五运属阴，守于地内，六气属阳，周于天外；其化生于人也，五运化生五脏属内，六气化生六腑十二经属外。其变疾于人也，五运内变病于五脏，甚则兼外，六气外变病于六腑十二经，甚则入内，内外变极，然后死也。"

"《素问》运气七篇"对运气分析繁多，五运要区分岁运、主运、客运，岁运中还要分辨太过、不及、胜复、郁发；六气中须明辨主气六步、客气司天在泉，还要客主加临、运气同化，变化出相得不相得、天符、岁会、同岁会、同天符、太乙天符等情况。"《素问》运气七篇"对每一种气候变化都标明对人体的影响，以及人体因此出现的常见证候。"《素问》运气七篇"对病症的研究确有独特之处，值得深入研究，但还有一定的不足之处，如在分析气候因素影响人体后的病机时，没有具体详尽论述。

楼英进一步指出："五运有平气、太过、不及之殊，六气有常化、淫胜、反胜、相胜之异。五运平气者，其岁化生皆当本位，如木平气敷和之纪，其色苍，其味酸之类是也；其变病皆在本脏，如木平气之病在肝也。太过者，岁变平气为太过，其化生皆兼非位，如太过发生之纪，其色青黄白，其味酸甘辛，如兼非位之土金是也；其变病皆在己所胜之脏，如木太过则木胜脾土而脾病也，其胜乃本气有余而胜，故不为他气报复，间有复者，是不务其德，暴虐失常也。不及者，岁变平气为不及，其化生亦兼非位，如木不及委和之纪，其果枣李，其味酸辛，亦兼非位之土金是也；其变病皆己所不胜者乘虚胜之而本脏病，胜极则己所生者报复其胜，而胜者之脏亦病，如木不及则金胜之而肝病，胜则火复金雠而肺亦病也，其胜乃乘我之虚而胜，胜之根本不固，故为他气报复……"

（2）基于运气论病因病机

楼英在《医学纲目》中，于每种病症诊治之后，设有运气内容。援引《内经》关于运气所致诸病的条文，分析其病因病机，使散在的《内经》运气理论，系统地应用到临床各类病症的病因病机分析之中，楼英的运气病因发病观，对后世的运气病因学研究产生了极大影响。

①病症名称

发热、疟疾、恶寒、寒热、口眼㖞斜、口噤（角弓反张）、瘛疭、眩、惊悸、目赤肿痛、目赤、目泪不止、目昏、怒、善太息、小便不通、小便不利、溺赤、小便黄、癫疝、小便数、胁痛、阴痿、小腹痛、多卧、头痛、烦躁、健忘、瞀闷、心痛、胸痛、虚烦、噫、谵妄、厥逆、盗汗、咳唾血、衄血、吐血、下血、痿、卒中暴厥、郁冒、溃疡、目疡、丹熛痤疹、妇人阴疮、疥、口疮、疹、痰饮、黄疸、饥不能食、渴、口燥舌干、痞、消谷善饥、肠鸣、腹痛、哕、呕、呕苦水、呕吐清水、飧泄、吐、吐利、吐酸、泄泻、噎、下血、下赤白、里急后重、大便闭、水肿、小腹胀、积块癥瘕、狂、面赤、身重、四肢不举、咳嗽、鼻衄、鼻渊、喘、喉喑、肩背痛、皮肤索泽、皮肤痛、少气、痔、寒厥、腰痛、痿厥、耳聋、耳鸣、耳痛、恐、欠伸、欠嚏、身体拘急、嚏、牙齿痛。

②类编举例

发热

楼英从运气发病的角度，来分析导致发热的原因有三。

"一曰火热助心实而热。《经》曰：岁火太过，炎暑流行，病甚则身热骨痛而为浸淫。又曰：少阳所至为疡疹身热。又曰：少阳司天，客胜则头痛，是少阳之发热，治以诸寒是也"。

"二曰寒邪攻心虚而热。《经》曰：岁水太过，寒气流行，民病身热，烦心躁悸，阴厥。又曰：岁金不及，炎火乃行，寒复则阴厥，且格阳反上行发热。又曰：少阳在泉，主胜则热反上行，热发格中而呕。盖主胜者谓冬寒胜少阳之客热，治以诸热是也"。

"三曰风扇火及寒湿郁火而热。《经》曰：太阳司天之政，初之气，气乃大温，民病身热头痛，是风扇阳而热也，治宜清之。又云：四之气，风湿交争，民病大热少气。又云：少阳司天之政，二之气，火反郁，白埃四起，民病头痛身热。是寒湿郁火而热，治视寒热少多其制是也"。（《医学纲目·卷之五·治发热》）

恶寒

楼英从运气发病的角度，来分析导致恶寒的原因有三。

"一曰火热。《经》曰：诸禁鼓慄，如丧神守，皆属于火。又云：少阳所至，为恶寒战栗。又云：少阳在泉，客胜则腰腹痛而反恶寒。治以寒剂是也"。

"二曰风。《经》云：厥阴在泉，风淫所胜，病洒洒振寒。治以辛凉是也"。

"三曰寒湿包热。《经》云：阳明司天之政，清热之气，持于气交，民病振寒。四之气，寒雨降，病振栗。治视寒热轻重，多少其制是也"《医学纲目·卷之六·治恶寒》）

惊悸

楼英从运气发病的角度，来分析导致惊悸的原因有三。

"一曰肝木不及，金来乘之。《经》曰：木不及曰委和，委和之纪，其发惊骇。又云：阳明之复，则入肝，惊骇筋挛是也"。

"二曰火邪助心。《经》云：少阳所至为惊惑。又云：少阳所至为惊躁。又云：少阳之胜善惊是也"。

"三曰寒邪伤心。《经》云：岁水太过，寒气流行，病烦心躁悸是也"。（《医学纲目·卷十三·惊悸怔忡》）

（八）养生理论研究

楼英在养生理论研究方面，集中了历代先贤的主要经验。在《医学纲目》卷之九单列"调摄宜禁"一篇，类编《内经》养生理论、朱丹溪之"阳有余阴不足论""茹淡论""醇酒冷饮论""慈幼论""养老论""房中补益论""大病不守禁忌论""春宣论"，以及李东垣的"安养心神调治脾胃论"等养生理论和方法。从楼英类编的先贤文献中，可以概括其主要养生思想。

1. 倡导顺应四时

楼英遵循《内经》之旨，倡导顺应四时而养生。《医学纲目·卷之九·调摄宜禁》开篇就引用《内经》原文，阐述养生大法。《素问·生气通天论》曰："凡阴阳之要，阳密乃固。两者不和，若春无秋，若冬无夏，因而和之，是谓圣度。故阳强不能密，阴气乃绝，阴平阳秘，精神乃治；阴阳离决，精气乃绝。"《素问·四气调神论》曰："春夏养阳，秋冬养阴，以从其根。故与万物沉浮于生长之门，逆其根则伐其本，坏其真矣。"遵循《内经》的养生思想，楼英主张养生之道应根据天和地的性质，四时规律变化而进行。

2. 提出养阴为主

"阳常有余，阴常不足"，是朱丹溪对人体阴阳的基本观点，即在正常生理状态下，人体就存在着"阳常有余，阴常不足"的情况。楼英类编朱丹溪之论，提出养阴以延缓衰老的养生方法。

（1）静心养性，节制色欲

朱丹溪认为，肾中所藏之精难成易亏。在"阳有余阴不足论"中指出："人之生也，男子十六岁而精通，女子十四岁而经行，是有形之后，犹有待于乳哺水谷以养，阴气始成。而后可与阳气为配，方能成人，而为人之父母。古人必近三十二十而后嫁娶，可见阴气之难于成，而古人之善于摄养也。"又言《内经》曰：年四十，阴气自半，起居衰矣"。又曰"男子六十四岁而精绝，女子四十九岁而经断。夫以阴气之成，止供得三十年之视听言动"，而"人之情欲无涯，以此难成易亏之阴气"，就更加不能满足人体活动的需求。所以，想要保持阴精的充足，就要静心养性，节制色欲。

（2）调和饮食，味淡养阴

楼英引朱丹溪"茹淡论"，提出茹淡饮食有养阴之功。《医学纲目·卷之九·调摄宜禁》云："或问《内经》精不足者，补之以味。又曰：地食人以五味。古者人年五十而食肉，子今年迈七十矣，尽却盐醯，岂中道乎，何子之神茂而色泽也。曰：味有出于天赋者，有成于人为者。天之所赋者，若谷菽果菜，自然冲和之味。有养神补阴之功，此《内经》所谓味也。人之所为者，皆烹饪调和偏厚之味，有致病伐命之毒，此吾子所疑之味也。"怎样才是茹淡饮食呢？《医学纲目·卷之九·调摄宜禁》曰："子以为淡乎？安于冲和之味者，心之收，火之降也。"又曰："夫麦与栗之咸，粳米、山药之甘，葱、薤之辛之类，皆味也。"其中，以粳米最有补阴之功。"彼粳米之甘而淡者，土之德也，物之为阴而最补者也。惟可与菜同进，《经》以菜为充者，恐于饥时顿食，或虑过多，因致胃损，故以菜助其充足，取其疏通而易化，此天地生物之仁也。"因此，楼英主张每日节制饮食，以免伤身。《医学纲目·卷之九·调摄宜禁》曰："为口伤身，滔滔皆是……因纵口味，五味之过。疾病蜂起，病之生也。其机甚微，馋涎所牵，忽而不思，病之成也。"

（3）禁用辛燥，戕杀根本

楼英强调辛燥伤阴，戕杀根本，主张禁用辛燥。《医学纲目》引朱丹溪"醇酒宜冷饮论"，指出："醇酒之性大热，有大毒，清香美味，即适于口，行气和血，亦宜于体，由是饮者不自觉其过于多也。不思肺属金，惟畏火，又畏寒，其体脆，其位高，为气之主，为肾之母，木之夫。"提出辛燥伤阴，养阴禁用辛燥。朱丹溪的禁用辛燥以养阴的观点，得到了楼英的认可，并在《医学纲目》中类编了相关条文。从《医学纲目》所引《格致余论》的内容，反映出楼英醇酒冷饮、阴虚忌肉、大病守忌，反对滥用辛燥之剂的养生观点。

3. 审慎饮食养生

楼英在《医学纲目》中，类编了朱丹溪关于不同年龄饮食养生的方法。《医学纲目·卷之三十六·小儿通治》指出："人生十六岁以前，血气俱盛，如日方升，如月将圆，惟阴长不足，肠胃尚脆而窄。养之之道，不可不谨。"强调养生必须从小做起。还强调怀胎之母和乳子之母的饮食起居是否谨节对小儿关系重大。

（1）孕妇的饮食

楼英继承朱丹溪的观点，认为孕妇的饮食起居及情志，对小儿有很大的影响。《医学纲目·卷之三十六·小儿通治》指出："儿之在胎，与母同体，得热则俱热，得寒则俱寒，病则俱病，安则俱安。母之饮食起居，尤当慎密。"

（2）乳母的饮食

楼英继承朱丹溪"慈幼论"中"择母乳"的观点，认为乳母的饮食、精神、健康状况等对孩子的身心健康影响非常大。《医学纲目·卷之三十六·小儿通治》指出："至于乳子之母，尤宜谨节，饮食下咽，乳汁便通，情欲动中，乳脉便应，病气到乳，汁必凝滞，儿得此乳，疾病立至，不吐则泻，不疮则热，或为口糜，或为惊搐，或为夜啼，或为腹痛。病之初来，其溺必甚少，便须询问，随证调治，母安亦安，可消患于未形也。夫饮食之择，犹是小可，乳母禀受之厚薄，情性之缓急，骨相之坚脆，德行之善恶，儿能速肖，尤为关系。"

（3）小儿的饮食

朱丹溪在"慈幼论"中指出：（小儿）"肠胃尚脆而窄，若稠黏干硬，酸咸甜辣，一切鱼肉、木果、湿面、烧炙、煨炒，但是发热难化之物，皆宜禁绝。"因为发热难化之物进入人体，必致伤阴，故当忌之。"只与干柿、熟菜、白粥，非惟无病，且不纵口，可以养德"。干柿性凉，可为养阴之助。楼英主张小儿宜用富于营养而又易于消化的饮食，以免伤及脾胃而生病。

（4）成人的饮食

楼英认为，醇酒虽清香味美，行气活血，既适于口，亦宜于体，但其大热大毒。所以，在《医学纲目》中引朱丹溪"醇酒冷饮论"，指出醇酒冷饮的三大益处："若是醇酒，理宜冷饮，过于肺，入于胃，然后渐温，肺先得温中之寒，可以补气，一益也；次得寒中之温，可以养胃，二益也；冷酒行迟，传化以渐，不可恣饮，三益也。"最为重要的是饮酒要适度，不可恣饮。

（5）老人的饮食

楼英在《医学纲目·卷之九·调摄宜禁》中，集中讨论了老年人的饮食调理。"人生至六十、七十以后，精血俱耗，平居无事，已有热症……况人身之阴，难成易亏，六七十后，阴不足以配阳，孤阳几欲飞越，因天生胃气，尚尔留连，又藉水谷之阴羁縻而不走耳"。因此，在养护方面，楼英认为"乌附丹剂，其不可轻饵也明矣，至于饮食，尤当谨节"。"至于好酒腻肉，湿面油汁，烧炙煨炒，辛辣甜滑，皆在所忌"。说明对于老年人不仅不能使用温燥剂，更应注意水谷、胃气对阴气的影响。在饮食上，要禁酒肉油腻，煎炙厚味，严防助火伤阴。同时提倡茹淡。"物性之热者，炭火制作者，气之香辣者，味之甘腻者，其不可食也明矣"。

4. 谨护心理养生

楼英借鉴朱丹溪养生理论，探讨不同年龄谨护心理的养生方法。

（1）儿童的心理调护

楼英主张，父母千万不要娇惯孩子，过度溺爱会对孩子一生造成不利影响。《医学纲目·卷之三十六·小儿通治》指出："妇人无知，惟务姑息，畏其啼哭，无所不与，积成痼疾，虽悔何及。所以富贵骄养，有子多病，迨至成人，筋骨柔弱，有疾则不能忌口以自养，居丧则不能食素以尽礼，小节不谨，大义亦亏，可不慎欤。"

（2）老人的心理调护

楼英非常重视老年人的心理调理。《医学纲目·卷之九·调摄宜禁》指出："予曰：君子爱人以德，小人爱人以姑息。况施于所尊者哉！惟饮与食，将以养生，不以致疾。若以所养，转为所害，恐非君子之所谓孝与敬也……好生恶死，好安恶病，人之常情。为子为孙，必先开之以义理，晓之以物性，旁譬曲喻，陈说利害，意诚辞确，一切以敬慎行之，又次以身先之，必将有所感悟而无捍格之逆矣。"

5. 安心养神，调治脾胃

楼英倡导"安养心神，调治脾胃"的养生方法。

楼英的"安心养神"养生理论，基于《素问·灵兰秘典论》。《素问·灵兰秘典论》曰："心者，君主之官，神明出焉。"心具有主宰人体五脏六腑、形体官窍的一切生理活动和人体精神、意识、思维活动的功能。因此，心理活动的异常会对人的身体造成伤害，养生重在安心养神。《医学纲目·卷之九·调摄宜禁》曰："凡喜怒忿悲忧思恐惧，皆损元气。夫阴火之炽盛，由心生凝滞，七情不安故也。心者神之舍，心君不守，化而为火。夫火者七神之贼也，故曰阴火太盛。经营之气，不能颐养于神，乃脉病也。神无所养，津液不行，不能生血脉也。人心之神，真气之别名也，得血则生，血生则脉旺。脉者神之舍，若心生凝滞，七神离形，而脉中惟有火矣。善治斯病者，惟在调和脾胃，使心无凝滞，或生欢欣，或逢喜事，或天气暄和，居温和处，或食滋味，或见可欲事，则慧然如无病矣，盖胃中元气得舒伸故也。"

脾主运化，胃为"仓廪"，一脏一腑为后天之本，生化气血，充养四肢百骸。脾胃功能对人体气机的升降浮沉起主导作用。人与天地自然相应，适乎自然，调节脾胃之气是养生防病的重点。关于"脾胃将理法"，楼英提出"或方怒不可食，不可大饱大饥。饮食欲相接而温和，宜谷食多而肉食少，不宜食肉汁，忌寒湿物，令肌肉不生……勿困中饮食，虽饥渴当先卧，至不困乃食，食后少动作"等调理之法。

6. 起居有常，八风宜避

楼英基于《素问·灵兰秘典论》，提出"起居有常，八风宜避"的养生思想。他在《医学纲目·卷之九·调摄宜禁》中指出："诸所谓风者，发屋折木，扬沙起石，开发腠理者也。其从太乙所居之方来者为实风，主生长万物。其从冲后来者为虚风，主杀害伤人。故圣人谨候虚风而避之，邪弗能害。今言风从南方来者，夏至为实风，太乙所居之方故也。冬至为虚风者，以其冲太乙者故也。余方虚风、实风同义。八风皆从其虚之乡来，乃能病人。故圣人避风如避矢石焉。"

"风从南方来，名曰大弱风，其伤人也，内舍于心，外在于脉，其气主为热（夏至为实风，冬至为虚风）"。

"风从西南方来，名曰谋风，其伤人也，内舍于脾，外在于肌，其气主为弱（立秋为实风，立春为虚风）"。

"风从西方来，名曰刚风，其伤人也，内舍于肺，外在于皮肤，其气主为燥（秋分为实风，春分为虚风）"。

"风从西北方来，名曰折风，其伤人也，内舍于小肠，外在于手太阳脉，脉绝则溢，脉闭则结不通，善暴死（立冬为实风，立夏为虚风）"。

"风从北方来，名曰大刚风，其伤人也，内舍于肾，外在于骨与肩背之膂筋，其气主为寒（冬至为实风，夏至为虚风）"。

"风从东北方来，名曰凶风，其伤人也，内舍于大肠，外在于两胁腋骨下及肢节（立春为实风，立秋为虚风）"。

"风从东方来，名曰婴儿风，其伤人也，内舍于肝，外在于筋纽，其气主为身湿（春分为实风，秋分为虚风）"。

"风从东南方来，名曰弱风，其伤人也，内舍丁胃，外藏于肌肉，其气主体重（夏至为实风，冬至为虚风）"。

正是因为此八风都是从其虚之乡来，故能病人。因此圣人避风如避矢石。

楼英

临证经验

一、对仲景学说的临证发挥 🕊

由于张仲景《伤寒论》辨证论治另有法度，因此楼英在《医学纲目》中另立伤寒部4卷，对其专门整理阐发。《医学纲目》伤寒部4卷（卷之三十、卷之三十一、卷之三十二、卷之三十三），包括伤寒通论、续伤寒通论、太阳病（11证）、阳明病（19证）、少阳病（11证）、太阴病（6证）、少阴病（10证）、厥阴病（10证）、合病并病汗下吐后等病（61证）、劳复门（3种）、四时伤寒不同（12证）、妇人伤寒、续增小儿伤寒、温病、伤寒拾遗（3法）。

（一）伤寒病辨证论治特点

1. 辨治推崇六经，同时兼及杂病

楼英《医学纲目》之编次与整理伤寒，列六经正病于前，而次合病、并病、汗吐下诸坏病于后，又次以四时感异气而变者与妇婴诸疾而终。每条之中，备列仲景法，然后以后贤续法附之。既赅括百家，又不相淆杂。可见楼英辨证论治推崇六经，同时兼及杂病。

2. 伤寒多由内伤，治疗强调补气

在《医学纲目·伤寒部》，楼英以朱丹溪"伤寒属内伤者十居八九，当以补元气为主"的观点为依据，指出后世医家治疗伤寒的错误。楼英认为，人们常常对张仲景的立法不完全了解，又不明白伤寒为病的根本在于内伤虚劳，只是简单采用汗下等法，这就容易导致坏病。因此，楼英在《医学纲目》中补充了补养治法。楼英主张宁可多护养元气，不可鲁莽地随便汗下，这样在临床上就可能少一些失误。

3. 临证强调尊经，师古而不泥古

楼英在伤寒辨治中，取法于仲景之说并有所发挥。临证强调尊经，但师古而不泥古。

在《医学纲目》中，楼英指出后人不懂仲景辨证，故不敢用仲景之方。例如，如《医学纲目·卷之三十·太阳病》"桂枝汤方"，楼英指出："许学士（许叔微，宋代医家，撰有《普济本事方》等著作，曾任翰林学士，故人称'许学士'。）云：有人病发热恶寒，自汗，脉微弱而浮，三服汤而愈。此方在仲景一百十三方内独冠其首，今人全不用，何也？仲景云：太阳中风，阳浮而阴弱，阳浮者云云至翕翕发热，宜桂枝汤。此脉与症，仲景说得甚明，后人看不透，所以不敢用也。"楼英此论强调临证尊经。在《医学纲目·卷之三十·续伤寒通论》中，楼英引王海藏三承气汤用法，并进一步发挥。楼英指出："以上三法不可差，差则无者生之，有者遗之。假令调胃承气症，用大承气下之，则愈后元气不复，以其气药犯之也。若大承气症，用调胃承气下之，则愈后神痴不清，以其无气药也。小承气症，若用芒硝下之，则或利不止，变而成虚矣。"

楼英深入钻研《伤寒论》等经典医著，但并不拘泥于经文。例如，楼英在《医学纲目·卷之三十三·伤寒拾遗》中指出："治中风自汗用桂枝汤，治伤寒无汗用麻黄汤，此仲景表散之法，百世不易者也。若元气暴亏者，以参、芪与桂枝、麻黄等药表散，此丹溪补仲景之法，亦百世不易者也。"楼英认为，对于仲景书中没有涉及的内容，只要在实践中行之有效，亦可与仲景法并垂于世。这些都反映了楼英师古而不泥古的治学态度。

4. 另立各证续法，发挥仲景之说

楼英论伤寒宗仲景之法，又增续法，以进一步发挥仲景之说，如在《医学纲目》"伤寒通论"后增"续伤寒通论"；"太阳病表里发热"后增"太阳病发热续法；"恶寒"后增"恶寒续法"；"头痛"后增"头痛续法"等。最后增"伤寒拾遗"，以补仲景之说之不足。

（二）伤寒病医案诊治特点

楼英在《医学纲目·伤寒部》中，记录了伤寒医案50例。其中包括：

朱丹溪医案22例、许叔微医案13例、罗谦甫医案6例、孙兆医案4例、李东垣医案2例、王海藏医案1例、赵良仁医案1例、楼英医案1例。从这些医案中，可见各家对伤寒病的诊疗特点，并结合作者自身的诊疗经验，阐发机制和用药心得，后附按语说明。医案中所用之方，既有仲景原方，也有前代医家根据仲景制方之义灵活变通之方。在50例病案中，既有成功的经验，亦有误治不效的案例。这些辨治伤寒的医案，是楼英对前人丰富的伤寒证治经验的总结，对后世医家的临床实践大有裨益。

阳明热结在里，非大柴胡、承气汤不可案

许学士云：记一乡人伤寒身热，大便不通，烦渴郁冒。医者用巴豆下之，顷得溏利，宛然如旧。予观之，阳明结热在里，非大柴胡、承气不可，巴豆止去积，不能荡涤邪热蕴毒，亟进大柴胡等三服得汗而解。尝谓仲景一百一十三方，为丸者有五，理中、陷胸、抵当、乌梅、麻仁。是以理中、陷胸、抵当，皆大如弹子，煮化而服，与汤散无异。至于麻仁治脾约，乌梅治湿䘌，皆用小丸以达下部。其他逐邪毒，破坚癖，导瘀血，润燥粪之类，皆凭汤剂，未闻用巴豆小丸药以下邪气也。既下而病不除，不免重以大黄、芒硝下之，安能无损也哉。（《医学纲目·卷之三十·伤寒通论》）

按语： 该案原载于《普济本事方·卷第八·伤寒时疫》，亦载于《名医类案》等医籍。是南宋医家许叔微化裁古方，治疗阳明热结在里的典型医案。本案中病人症见"伤寒身热，大便不通，烦渴郁冒"，是伤寒表邪侵及少阳，入于阳明，化热内结之证。许叔微辨证为阳明里热，治以和解少阳，泄热散结，方用大柴胡汤和解少阳配以承气泻下，使少阳阳明合病得以双解。

大柴胡汤出自《伤寒杂病论》，是和解为主与泻下并用的方剂。方中重用柴胡，配以黄芩和解清热，轻用大黄配以枳实内泻阳明热结，行气消痞。以芍药缓急，半夏降逆。用此方并不悖少阳禁下的原则，可使少阳与阳明

合病得以双解。许叔微认为分析病情、决定治则的关键在于辨清阴阳、表里、寒热、虚实。从他的诊治可知其重视八纲辨证与六经辨证的结合，因而也提高了辨证的正确性（本医案评析选自《四川中医》2009 年 3 期，鲍健欣"从《名医类案》中伤寒医案看许叔微学术思想"一文）。楼英辑录此案，可见其在临证上重视八纲辨证与六经辨证的结合。

阴证阳证辨案

治静江府提刑李君长子年十九岁，四月病伤寒九日，医者作阴证治之，与附子理中丸数服，其症增剧。别易一医，又作阳证，议论差互，不敢服药。李君邀予往视，坐间有数人，予不欲直言其症，但细为分解，令自忖度之。凡阳证者，身大热而手足不厥，卧则惺然，起则有力，不恶寒，反恶热，不呕不泻，渴而饮水，烦躁不得眠，能食而多语，其脉浮大而数者，阳证也。凡阴证者，身不热而手足厥冷，恶寒蜷卧，恶闻人声，或自引衣盖覆，不烦渴，不饮食，小便自利，大便反快，其脉沉细而微迟者，阴证也。今诊其脉数得六七至。其母云：夜来叫呼不绝，全不睡。又喜饮冰水。予闻其言，知阳证悉具，且三日不见大便，宜急下之。予遂以酒煨大黄六钱，甘草炙二钱，芒硝五钱煎服，至夕下数行，燥粪二十余块，是夜汗大出，明日又往视之，身凉脉静矣。（《医学纲目·卷之三十·续伤寒通论》）

按语：该案亦载于《名医类案》《古今图书集成·医部全录》等医籍，为元代医家罗天益（字谦甫）治疗伤寒阴证阳证辨案。罗谦甫曰："予思《素问·热论》云：治之各通其脏腑。故仲景述《伤寒论》云：六经各异，传变不同。《活人》亦云：凡治伤寒，先须明经络。其义一也。昧者不学经络，不问病源，按寸握尺，妄意病症，不知邪气之所在，动致颠覆，真盲医哉。"因此，罗谦甫在治疗时主张应多加思考，明经络，知病源，方能辨明真假。反治法适用于疾病的征象与其本质不完全吻合的病症。究其实质，用药虽然是顺从病症的假象，却是逆反病症的本质，故仍然是在治病求本思想指导下针对疾病的本质而进行的治疗。楼英按:"脉从病反,言症似阳者,脉亦从症似阳,而其病反是寒也。症似阴者,脉亦从症似阴,而其病反是热也。故皆反其脉症施治,如身热微热,烦躁面赤,其脉沉而微者,阴证似阳也。身热者,里寒故也。烦躁者,阴盛故也。面戴阳者,下虚故也。若医者不知脉,误为实热,反与凉药,则气消成大病矣。"此证为阳证似阴之证,用反治法,治当从寒。楼英辑录此案,反映其临床详于辨证,治病求本的医学思想。

阳明里证,胃实不大便案

治一士人家病二人,皆旬日矣,一则身热无汗,大便不通,小便如涩,神昏而睡,诊其脉长大而实,予用承气下之而愈。一则阳明自汗,大便不通,小便利,津液少,口干燥,其脉亦大而虚,作蜜煎三易之,下燥粪得溏利而解。其家曰:皆阳明不通,何以治之异?予曰:二症虽相似,然自汗小便利者,不可荡涤五脏,为无津液也。然则伤寒大症相似,两症稍有不同,宜仔细斟酌。正如格局看命,虽年月日时皆同,而贵贱穷通不相侔者,于一时之中有浅深,故知不可不谨。(《医学纲目·卷之三十一·阳明病》)

按语:该案亦载于《普济本事方·卷第八·伤寒时疫》《古今图书集成·医部全录》等医籍,为许叔微治阳明里证,胃实不大便案。楼英认为,本案中两位病人伤寒大症相似,两症稍有不同,在治疗时要注重虚实,胃实脉实者宜下,脉虚者宜导。楼英辑录此案,突出其"同中求异"辨证论治的原则。

妇人伤寒案

有一妇人,温病已十二日,诊之,其脉六七至而涩,寸稍大,尺稍小,发寒热,颊赤口干,不了了,耳聋。问之,病数日经水乃行,此属少阳热入血室也。若治不对病,则必死。乃按其证与小柴胡汤,服之二日,又与小柴胡汤加桂、干姜一日,寒热遂止。又云:我脐下急痛。又与抵当丸微利，脐下痛痊，身渐凉，脉渐匀，尚不了了。仍复与小柴胡汤。次日又云：我但胸中热燥，口鼻干。又少与调胃承气汤，不得利。次日又云：心下痛。又与大陷胸丸半服，利三行。次日，虚烦不乐，时亦有所见，时复狂言。虽知其尚有燥屎，以其极虚，不敢攻之。遂与竹叶汤，去其烦热。其夜大便自通，至晓两次，中有燥屎数枚，而狂言虚烦尽解。但咳嗽唾，此肺虚也，恐乘虚而成肺痿。遂与小柴胡去人参、大枣、生姜，加干姜、五味子汤。一日咳减，二日而病悉愈。以上皆用张仲景方。（《医学纲目·卷之三十三·妇人伤寒》）

按语： 该案为妇人伤寒，热入血室之案，辨证用药，多用仲景原方，收到神奇的效果。楼英在伤寒证治中，强调尊经，辑录此案以证之。

许叔微治伤寒案

许学士云：一乡人丘生者，病伤寒发热，头疼，烦渴，脉虽浮数无力，尺以下迟而弱。予曰：此虽麻黄症，而尺迟弱。仲景云：尺中迟者，荣气不足，血气微少，未可发汗。予于建中汤加当归、黄芪令饮，翌日脉尚尔，其家煎迫，日夜督发汗药，几不逊矣。予忍之，但只用建中调荣而已。至五日，尺部方应，遂投麻黄汤，啜二服，发狂，须臾稍定，略睡，已中汗矣。信知此事诚难，仲景虽云不避晨夜，即宜便治，医者亦须顾其表里虚实，待其时日，若不循次第，暂时得安，损亏五脏，以促寿限，何足贵哉。

昔《南史》载范云伤寒，恐不得预武帝九锡之庆，召徐文伯诊视，以实恳之曰：可便得愈乎？文伯曰：便瘥甚易，只恐二年后不复起耳。云曰：朝闻道夕死犹可，况二年乎。文伯以火烧地，布桃叶，设席，置云于其上，顷刻汗解，扑以温粉，翌日果愈。云甚喜。文伯曰：不足喜也。后二年果卒。夫取汗先期，尚促寿限，况不顾表里，不待时日，便欲速效乎？每见病家不奈，病未三四昼夜，促汗，医者随情顺意，鲜不败事。予故书此为戒。（《医学纲目·卷之三十·伤寒通论》）

按语： 该案亦载于《普济本事方·卷第八·伤寒时疫》《证治准绳·伤寒》等医籍。清·余震《古今医案按》中指出："仲景《伤寒论》，犹儒书之《大学》《中庸》也。文辞古奥，理法精深，自晋迄今，善用其书者，惟许学士叔微一人而已。所存医案数十条，皆有发明，可为后学楷模。"以上两则案例，从正反两面对病例的治疗方案进行讨论，是许叔微在临证中的经验总结，提示后人在治疗伤寒时，"若不循次第，暂时得安，亏损五脏，以促寿限，何足贵也"。第一则病案中先描述乡人丘生病伤寒发热，头痛烦渴而"脉虽浮数而无力，尺以下迟而弱"。"未可发汗"，是许叔微对本病的认识。伤寒太阳病，无汗用麻黄，有汗用桂枝，张仲景早已明确指明。但应用麻黄时的主脉应该是"脉阴阳俱紧"。但本案"尺以下迟而弱"，是内里不足，虽有外邪犯境，而不能直接使用麻黄以强行发汗，故《伤寒论》第五十条指出："假令尺中迟者，不可发汗，何以知然？以营气不足，血少故也。"仲景给后人以治疗原则，并未给出具体方药。许叔微用小建中汤加当归、黄芪治疗为我们提供了一个典型范例。第二则病案强调伤寒病的治疗须"循次第"，顾及病症的表里虚实，充分反映了许叔微研究《伤寒论》的深厚功底和尊古不泥古的施治特点，为后学者灵活变通地运用古方，做出示范。楼英辑录许氏此两例医案，足见其宗仲景之说，解玄发微，尊古不泥古，灵活变通的诊疗特点。

治男子素嗜酒案

治一男子素嗜酒，因暴风寒衣薄，遂觉倦息，不思饮食半日，至睡后，大发遍身疼痛如被杖，微恶寒。天明诊之，六脉浮大，按之豁然，左为甚。予作极虚受风寒治之，人参为君，黄芪、白术、归身为臣，苍术、甘草、木通、干葛为佐，使大剂与之，至五帖后，通身汗如雨，凡三易被得睡，觉来诸症悉除。

白术　陈皮　干葛　苍术各三钱　人参　川芎各钱半　黄芪　归身　木通

各一钱　甘草五分

上分三帖，水煎服。(《医学纲目·卷之三十·太阳病发热续法》)

按语：该案亦载于《丹溪治法心要》《古今医案按》等医籍，为朱丹溪伤寒临证医案。楼英论伤寒宗仲景之法，又增续法，以进一步发挥仲景之说。楼英录此医案，目的在于告诫后人"不犯虚虚实实之戒"。在《医学纲目·卷之三十·太阳病发热续法》中，楼英指出："此篇集丹溪、海藏诸贤治伤寒，皆以补养兼发散之法，实本经成败倚伏生于动，动而不已则变作，及风雨寒热不得虚，邪不能独伤人之旨也。盖凡外伤风寒者，皆先因动作烦劳不已，而内伤体虚，然后外邪得入，故一家之中，有病者，有不病者，由体虚则邪入而病，体不虚则邪无隙入而不病也。是故伤寒为病，属内伤者十居八九。后学无知，举世皆谓伤寒无补法，但见发热，不分虚实，一利下汗而致夭横者，滔滔皆是，此实医门之罪人也。今集此法于仲景之后，其应如响，使人遵之，不犯虚虚实实之戒也。"强调伤寒多由内伤，朱丹溪诸贤兼补发散。否定了"伤寒无补法"之说。《古今医案按》余震曰："原因受寒而起，自非明眼，岂敢用参、芪大补，少加表药乎？盖所凭者，在脉虚豁耳。"本案病人素体虚弱已极，故以人参、白术、黄芪、当归、甘草双补气血。嗜酒则湿聚，故复以苍术、陈皮理气燥湿，通草利湿通络，葛根疏表解醒。服至五剂后，气血渐充，汗出而解。凡湿郁而欲发汗，必用苍术，此为朱丹溪用药常法。

治霍乱案

有蒙古百户昔良海，因食酒肉，饮湩乳，得吐泻霍乱症，从朝至午，精神昏愦，以困急来告。予诊视之，脉得沉数，按之无力，所伤之物已出矣。即以新汲水半碗，调桂苓白术散徐徐服之，稍得安静。又于墙阴掘地一穴，约二尺许，贮以新汲水在内搅之，待一时澄定，名曰地浆，用清者一杯，再调服之，渐渐气和，吐泻遂止，至夜得安。翌日微烦渴，遂愈。

却以钱氏白术散时时服之，良愈。或问用地浆者何也？予曰：坤为地，地属阴，土平日静顺，感至阴之气，又于墙阴贮以新汲水，以取重阴之气也。阴中之阴，能泄阳中之阳。霍乱症由暑热内伤而得之，故痹论云：阴气者，静则神藏，躁则消亡。又加暑热，七神迷乱，非至阴之气则不能息，予用之者此也。《内经》福万世之书，岂不信哉。

又提学侍其公，年七十九岁，六月中暑毒，霍乱吐泻，昏冒终日，不知人事，夜半请予视之。诊其脉七八至，洪大有力，头热如火，足寒如冰，半身不遂，牙关紧急。予思《内经》五乱篇中云：清气在阴，浊气在阳，荣气顺脉，卫气逆行，乱于胸中，是谓大俛云云。乱于肠胃，则为霍乱，于是霍乱之名自此而生。盖年高气弱，不任暑气，阳不维阴则泻，阴不维阳则吐，阴阳不相维，则既吐且泻矣。前人见寒多，以理中汤，热多，以五苓散，作定法治之。今暑气极盛，阳明得时之际，况因动而得之，中暑明矣。非甘辛大寒之剂，不能泄其暑热，坠浮焰之火而安神明也。遂以甘露散甘辛大寒，泄热补气，加茯苓以分阴阳，冰水调灌之，渐省人事，诸症悉去。后慎言语，节饮食三日，以参术调中汤以意增减服之，理其正气，逾十日后方平复。（《医学纲目·卷之三十一·少阴病》）

按语：以上二则医案亦见于《卫生宝鉴》《古今图书集成·医部全录》。为罗天益临证医案。该案是运用《内经》理论，治疗伤寒诸证。该案用桂苓白术散治冒暑饮食所伤传受，湿热内盛，霍乱吐泻，转筋急痛，腹满痛闷，小儿吐泻惊风，皆宜服此。方剂组成为：桂枝、人参、白术、白茯苓（各半两），泽泻、甘草、石膏、寒水石各一两，滑石二两。一方有木香、藿香、葛根各半两。上为细末，每服三钱，白汤调下，或新汲水、生姜汤下，亦得。《古今医案按》余震曰："此案重在所伤之物已出，故其用药全不以多食酒肉过饮潼乳为治也。"

瓜蒂散治头中寒湿发黄案

许学士治一人病身体痛，面黄，喘满，头痛，自能饮食，大小便如常。予诊之脉大而虚，鼻塞而烦。予曰：非湿热宿谷相搏，此乃头中寒湿，非茵陈五苓不可行也。仲景云：湿家病身疼痛发热，面黄而喘，头痛鼻塞而烦，其脉大，自能饮食，腹中初无病，病在头中，寒湿攻鼻故塞，纳药鼻中则愈。仲景无药方，此方见《外台》。《删繁》症云：治天行热病，盖通贯脏腑，寒湿沉于骨髓之间，或为黄疸，宜瓜蒂散，即此方也。

许学士又治一舟稍，病伤寒发黄，鼻酸痛，身与目如金色，小便赤而数，大便如常。或者欲用茵陈五苓。予曰：非其治也，小便利，大便如常，则知病不在脏。今眼睛鼻颊痛，是病在清道中。清道者，华盖肺之经也，若下大黄，则必腹胀为逆。亦用瓜蒂散，先含水，次搐之，鼻中黄水尽乃愈。（《医学纲目·卷之三十一·太阴病》）

按语：以上两则医案亦见于《普济本事方·卷第八·伤寒时疫上》。楼英在治伤寒时，对于仲景有论无方，引诸贤法用之。以上二则案例湿在上者，其强调纳药鼻中。

治吐血案

治一贫士，病脾胃虚，与补剂药愈后，继而居旷室，卧热炕，咳而吐血数次。予谓此久虚弱，外有寒形，而有火热在内，上气不足，阳气外虚，当补表之阳气，泄里之虚热。盖冬居旷室，衣服单薄，是重虚其阳。表有大寒，壅遏里热，火邪不得舒伸，故血出于口。因思仲景治伤寒脉浮紧，当以麻黄汤发汗，而不与之，遂成衄血，却与麻黄汤立愈，与此甚同，因与麻黄人参芍药汤。

麻黄一钱，去外寒　桂枝半钱，补表虚　白芍药一钱　黄芪一钱，实表益卫　甘草炙，一钱，补脾　五味五粒，安肺气　门冬三分，保肺气　人参三分，益三焦元气不足而实其表　当归五分，和血养血上㕮咀，作一服，水三盏，煎麻黄一味，令沸去沫，至二盏，入余药同煎，至一盏，去渣热服，临卧一服愈。(《医学纲目·卷之三十二·吐血》)

按语：该案为李东垣治疗吐血的典型案例，此案亦载于《证治准绳·伤寒·吐血》。仲景在《伤寒论》中指出，伤寒脉浮紧一类表实证，应以麻黄汤发汗。但在临床上，如果遇到伤寒表虚脉浮紧者，又当斟酌用之。本案即为表虚脉浮紧者，楼英盛赞李东垣用麻黄、参、芪治疗的原则。楼英按："观此一方，足以为万世模范也。盖取仲景麻黄汤与补剂各半服之，但凡虚人合用仲景方者，皆当以此为则也。"体现了楼英在临床上推崇仲景之法，但不泥仲景之法的灵活变通的治疗原则。

治谵语案

浦江郑兄年二十岁，九月间发热头痛，妄言见鬼，医与小柴胡汤数帖，热愈甚。予视之，形肥，面亦带白，却喜筋骨稍露，诊其脉弦大而数实，脉本不实，凉药所致。此因劳倦成病，与温补药自安。遂以参、术为君，苓、芍为臣，黄芪为佐，附子一片为使，与二帖而症不减。或曰：脉既数大，狂热而又大渴，用附子误矣。予曰：此虚症而误投寒凉之药，人肥而脉左大于右，事急矣，非加附子、参、术，焉能有急效。再与一帖，乃去附子，作大剂与服，至五十帖，得大汗而愈。自后又补养两月，气体方始平复。(《医学纲目·卷之三十一·阳明病·谵语续法》)

按语：该案为朱丹溪治疗谵语的典型案例，亦载于《证治准绳》。关于谵语，在《医学纲目·卷之三十一·阳明病·谵语》中，楼英指出："阳明为病，胃家实是也。胃实则谵语，故谵语宜入阳明门。阳明病，谵语，发潮热，脉滑而疾者，小承气汤主之。"此属里实谵语，楼英尊仲景之法宜下而治之。在此基础上，楼英又增"谵语续法"，进一步发挥仲景理论，提出因虚而谵语的证治。并引该案以证之。楼英认为，谵语属虚者，十居八九，宜用参、芪、归、术等剂治之。楼英指出："愚用参、芪、归、术等剂治谵语，得愈有百十数，岂可不分虚实，一概用黄连解毒、大小承气等汤以治之乎？"可见，在临床实践中，楼英以补剂治愈的谵语患者颇多，也是在仲景治谵语法基础上的发挥。

二、对丹溪经验的继承发挥

楼英师事戴原礼、私淑朱丹溪，他的临证经验宗法于丹溪学说。楼英在《医学纲目》一书中，辑录《格致余论》中论文 22 篇，从病因病机、诊断方法、论治原则、临证用药等方面继承和发挥丹溪学说。

（一）病因病机理论的继承和发挥

楼英在《医学纲目》一书中，辑录《格致余论》中"阳有余阴不足论""天地属金说""相火论"等论文，继承和发挥丹溪关于疾病的病因病机学说。

1. 阳有余阴不足论

"阳有余阴不足"是朱丹溪对人体生理病理认识的基本观点。《素问·生气通天论》云："阴平阳秘，精神乃治"，强调阴阳的不偏不盛。而朱丹溪运用天人相应的理论，通过分析天地、日月、阴阳的状况，认为人身之阴阳在正常情况下，也有一定差异，即人身之阴常不足而阳有余。因此，在疾病发展过程中应注意到这一特点，以指导人的健康保健和医生对疾病的认识与治疗。楼英推崇丹溪这一理论，在《医学纲目·卷之九·调摄宜禁》中类编"阳有余阴不足论"，体现了楼英在学术上注重阴阳学说，在临证中，以燮理阴阳、调和脏腑作为指导思想的特点。

"阳有余阴不足论"是从天人合一的观点出发，用天地日月这些自然界现象来说明阴阳的变化。"天，大也，为阳，而运于地之外；地，居天之中，为阴，天之大气举之"。"日，实也，亦属阳；月，缺也，属阴"。由于"人受天地之气以生，天之阳气为气，地之阴气为血，故气常有余，血常不足"。古人必近二十、三十而后嫁娶，又说"男子六十四岁而精绝，女子四十九岁而经断"。《内经》亦认为"年四十，而阴气自半也，起居衰矣"。可见阴气之难于成，且人的情欲无限，此难成易亏的阴气，自然更不足了。何况，肾主闭藏，肝主疏泄，两脏皆有相火，皆听命于心。"心动则相火亦动，动则精自走，相火翕然而起"，阴气无形中自然消耗。既然阴气之难于成，故丹溪谆谆于阴气的保养，教人"收心养心""动而中节"，以免相火妄动而伤阴。

2. 天地属金说

在《医学纲目》总纲的"阴阳"中，楼英除了辑录《灵枢》《素问》条文之外，还引用朱丹溪的"天地属金说"，这是丹溪"天主生物，故恒于动"，"阳常有余，阴常不足"的理论基础。"邵子曰：天依地，地附天，天地自相依附。《内经》曰：大气举地。夫自清浊肇分，天以气运于外而摄水，地以形居于中而浮于水者也。是气也，即天之谓也，自其无极者观之，故曰大气至清、至刚、至健，属乎金者也。非至刚不能摄其水，非至健不能运行不息以举地之重，非至清其刚健不能长久上古而不老。或曰：子以天气为属金，固《周易》乾卦取象之义，何至遂以属金言之乎？善言天者，必有证于人；善言大者，必取譬于小，愿明以告我。曰：天生万物，人为贵。人形象天，可以取譬。肺主气，外应皮毛，《内经》谓阳为外卫，非外皮毛乎？此天之象也。其包裹骨肉脏腑于其中，此地之象也。血行于皮里肉腠，昼夜周流无端，此水之象也。合三者而观，非水浮地，天摄水，地悬于中乎？圣人作《易》，取金为天气之象，厥有旨焉"（《医学纲目·卷之一·阴阳》）。从楼英所引丹溪"天地属金说"以陈述病因病机理论，可以看出楼英学术思想的本源是《周易》，从其《医学纲目》自序中对阴阳五行的阐述也可以体现这一特点。

3. 相火论

朱丹溪在总结《内经》"少火壮火"说的基础上，继承刘完素的"火热论"、李东垣的"阴火为元气之贼"等理论，结合儒家理学"太极阳动而变，阴静而合"之理，提出相火论的病因病机理论，指出君火与相火的区别，认为相火是一切生命活动的基础，根于肝肾之阴而起作用。心火动则相火动，五脏异常皆可引起相火妄动。胃气的强弱、气血津液的通畅与否和心神的中正平和与否，都对相火产生影响。

"天主生物，故恒于动""人有此生，亦恒于动"，天地万物，都是恒动的，而"凡动皆属火"。火有君火、相火之分。朱丹溪说："心，君火也。"《内经》亦指出"心主神明"。可见，君火主持人身的思维活动。

关于相火，朱丹溪说："生于虚无，守位禀命，因其动而可见。"又说："天非此火不能生物，人非此火不能有生。"可见，相火指推动人身生生不息的原动力。朱丹溪又指出肝、肾、胆、三焦为相火的根源，但主要发源于肾，君火、相火只有互相配合，才能温养脏腑，推动人身的各种功能活动。"彼五火之动皆中节，相火惟有裨补造化，以为生生不息之运用耳"。但是，相火之性易起，若五志之火变动反常，则"五性厥阳之火相扇"，相火就会妄动，产生病理性的变化，以致"火起于妄，变化莫测，无时不有，煎熬其阴，阴虚则病，阴绝则死"。可以看出，相火既有推动人身生命活动的一面，如果反常妄动，又有"煎熬真阴"，而使人生病的一面。

（二）临床诊断方法的继承和发挥

楼英在《医学纲目》中，辑录朱丹溪《格致余论》中关于诊断方法的论文有"左大顺男右大顺女""论经水或紫或黑论""恶寒非寒病恶热非热病论"。

1. 左大顺男右大顺女论

"左大顺男，右大顺女"源于《脉经》，这一理论是以寸口脉的左右分阴阳的诊法。朱丹溪发挥而成"左大顺男右大顺女论"，详细阐明其意，并从判定患者的预后来解释其意。

朱丹溪曰："肺主气，其脉居右寸，脾、胃、命门、三焦，各以气为变化运用，故皆附焉。心主血，其脉居左寸，肝、胆、肾、膀胱，皆精血之隧道管库，故亦附焉。男以气成胎，则气为之主；女夹血成胎，则血为之主。男子久病，右脉充于左脉者，有胃气也，病虽重可治；女子久病，左脉充于右者，有胃气也，病虽重可治。反此者，虚之甚也。"

楼英在此基础上进一步发挥丹溪之说，提出"左主血，右主气"的观点，阐述男性阳气偏盛，理应左脉大于右脉，女性阴血偏盛，理应右脉大于左脉的观点。

2. 经水或紫或黑论

楼英辨证论治月经病，推崇朱丹溪的诊断方法，重血，重痰。而"血"和"痰"都关于"气"。因此，调经以气为主，血为配；化痰，也重调气。

关于月经病的诊断，朱丹溪提出"经水或紫或黑论"。曰："经水者，阴血也。阴必从阳，故其色红，禀火色也。血为气之配，气热则热，气寒则寒，气升则升，气降则降，气凝则凝，气滞则滞，气清则清，气浊则浊。往往见有成块者，气之凝也。将行而痛者，气之滞也。来后作痛者，气血俱虚也。色淡者，亦虚也。而有水混之也。错经妄行者，气之乱也。紫者，气之热也。黑者，热之甚也。今人但见其紫者、黑者、作痛者、成块者，率指为风冷，而行温热之剂，则祸不旋踵矣。良由《病源》论月水诸病，皆曰风冷乘之。宜其相习而成俗也。或曰：黑，北方水色也。紫淡于黑，非冷而何？予曰：经曰亢则害，承乃制。热甚者，必兼水化。所以热则紫，甚则黑也。况妇人性执而见鄙，嗜欲加倍，脏腑厥阳之火，无日不起，非热而何？若曰风冷，必须外得，设或有之，盖千百一二者也。"（《医学纲目·卷之三十四·调经》）

朱丹溪立论，阐述了月经病的病因病机，纠正当时人们"见其紫者、黑者、作痛者、成块者，率指为风冷，而行温热之剂"的偏见。而楼英在月经病临床治疗上，深受朱丹溪的影响，强调诊断上要细察症状，鉴别异同。如经色紫黑为热，经水淡为虚，经多为虚热，将行时痛为滞，经后痛为虚，经成块为滞，经不及期者为血热，经过期者为血少等，从整体观来观察月经的生理病理变化。

3. 恶寒非寒恶热非热论

楼英在《医学纲目·卷之五·治寒热法》中确立诊治寒热大法，即《素问·阴阳应象论》曰："阴胜则阳病，阳胜则阴病。阳胜则热，阴胜则寒。重寒则热，重热则寒……阳胜则身热，腠理闭，喘粗，为之俯仰，汗不出而热，齿干以烦冤，腹满死，能冬不能夏。阴胜则身寒汗出，身常清，数栗而寒，寒则厥，厥则腹满死，能夏不能冬。"

朱丹溪在《内经》理论基础上进一步发挥，提出"恶寒非寒恶热非热论"。《经》曰：恶寒战栗者，皆属于热。又曰：战栗如丧神守，皆属于火。恶寒者，虽当炎月，若遇风霜，重绵在身，如觉凛凛战栗，如丧神守，恶寒之甚也。《原病式》曰：病热症而反觉自冷，此为病热，实非寒也。或曰：往往见有服热药而可愈者，何也？病热之人，其气炎上，郁为痰饮，抑遏清道，阴气不升，病热尤甚。积痰得热，亦为暂退，热势助邪，其病益深。或曰：寒势如此，谁敢以寒凉药与之，非杀而何？予曰：古人遇战栗之症，有以大承气汤下燥粪而愈者。恶寒战栗明是热症，但有虚实之分耳。经曰：阴虚则发热。夫阳在外，为阴之卫。阴在内，为阳之守。精神外驰，嗜欲无节，阴气耗散，阳无所附，遂致浮散于肌表之间而恶热，实非有热，当作阴虚治之，而用补养之法可也。或曰：伤寒恶寒恶热者亦是耶？予曰：若病伤寒者，自外入内，先贤论之详矣，愚奚庸赘"（《医学纲目·卷之五·治寒热法》）。楼英在诊治寒热证时，推崇《内经》及丹溪诸贤之法，详细审证，临床上治分反正，治病必求其本。

（三）论治原则的继承和发挥

朱丹溪对于重要问题的阐发，都是举案例以说明之，楼英借鉴朱丹溪这一方法。楼英引用朱丹溪《格致余论》中关于治则的论文"治病必求其本论""张子和攻击注论""病邪虽实胃气伤者勿使攻击论""倒仓论"等论述相关问题，并举案例证之。

1. 治病必求其本论

"病之有本，犹草之有根也。去叶不去根，草犹在也。治病犹去草。病在脏而治腑，病在表而攻里，非惟戕贼胃气，抑且资助病邪，医云乎哉"（《医学纲目·卷之三·治法通论》）。

治族叔泄利案

予族叔年七十，禀甚壮，形甚瘦，夏末患泄利至深秋，百方不应。予视之，曰：病虽久而神不悴，小便涩少而不赤，两手脉俱涩而颇弦，自言膈微闷，食亦减。因悟曰：此必多年沉积，僻在胃肠。询其平生喜食何物？曰：我喜食鲤鱼，三年无一日缺。予曰：积痰在肺。肺为大肠之脏，宜大肠之本不固也。当与澄其源而流自清。以茱萸、陈皮、青葱、苜根、生姜，煎浓汤，和以砂糖，饮一碗许，自以指探喉中，至半时辰，吐痰半升许，如胶，是夜减半。次早又饮，又吐半升而利止。又与平胃散加白术、黄连，旬日而安。（《医学纲目·卷之二十三·滞下》）

治东阳王仲延案

东阳王仲延遇诸途，来告曰：我每日食物必屈曲自膈而下，且硬涩作微痛，他无所苦，此何病？脉之，右甚涩而关尤沉，左却和。予曰：污血在胃脘之口，气因郁而为痰，此必食物所致，明以告我。彼亦不自觉。予又曰：汝去腊食何物为多？曰：我每日必早饮点剁酒二三盏逼寒气。为制一方，用韭汁半银盏，冷饮细呷之，尽韭菜半斤而病安。已而果然。（《医学纲目·卷之二十二·呕吐膈气总论》）

治一邻人年三十余下疳疮自利案

又一邻人，年三十余，性狡而躁，素患下疳疮，或作或止。夏初患自利，膈上微闷，医与治中汤二帖，昏闷若死，片时而苏。予脉之，两手皆涩，重取略弦似数。予曰：此下疳疮之深重者。与当归龙荟丸去麝，四帖而利减；又与小柴胡去半夏，加黄连、芍药、川芎、生姜，煎五六帖而安。（《医学纲目·卷之二十·丹瘭疹·下疳疮》）

按语：上述三案，亦载于《格致余论·治病必求其本论》："彼三人者，俱是涩脉，或弦或不弦，而治法迥别。不求其本，何以议药？"一案之本是多年沉积，僻在胃肠。积痰在肺。肺为大肠之脏，宜大肠之本不固也。当与澄其源而流自清。楼英认为："治疟积下利，吐痰而愈。"二案之本是胃脘痰阻血瘀，脉涩而右关尤沉可证之。楼英认为："治污血哽噎，用韭汁开污血而愈。"三案之本是"性狡而躁"，以性情作为诊断治疗的依据。楼英认为："治下疳疮自利，用龙荟丸、柴胡汤而愈。"

2. 张子和攻击注论

"愚阅张子和书，惟务攻击，其意以正气不能自病，因为邪所客，所以为病也，邪去正气自安。因病有在上、中、下、深、浅之不同，立为吐、汗、下三法以攻之。初看其书，将谓医之法尽于是矣。复因思《内经》有言：谓之虚者，精气虚也；谓之实者，邪气实也。夫邪所客，必因正气之虚，然后邪得而客之。苟正气实，邪无自入之理。由是于子和之书，不得不致疑于其间。又思《内经》有言：阴平阳秘，精神乃治，阴阳离决，精气乃绝。又思仲景有言：病当汗解，诊其尺脉涩，当与黄芪建中汤补之，然后汗之。于是知张子和之书，非子和之笔也。子和驰名中土，其法必有过于同辈者，何其书之所言，与《内经》仲景之意，若是之不同也。于是决意于得明师以为之依归，发其茅塞，遂游江湖，但闻某处有某医，便往而拜问之，连经数郡，无一人焉。后到真定，始得《原病式》东垣杲，乃大悟子和之孟浪，然终未得的然之议论，将谓江浙间无可为师者。泰定乙丑夏，始得闻罗太无于陈芝岩之言，遂往拜之，蒙叱骂者五七次，赵趄二

阅月，始得降接"。(《医学纲目·卷之三·治法通论》)

治一病僧案

因观罗先生治一病僧，黄瘦倦怠，罗询其病因，乃蜀人，出家时，其母在堂，又游浙右，经七年，忽一日念母之心不可遏，欲归，无腰缠，徒尔朝夕西望而泣，以是得病。时僧二十五岁，罗令隔壁宿泊，每日以牛肉、猪肚甘肥等，煮糜烂与之，凡经半月余，且时以慰谕之，言劳之，又曰：我与银拾锭作路费，我不望报，但欲救汝之死命耳。察其形稍苏，脉稍充，与桃仁承气一日三帖，下之，皆是血块痰积，方止。次日乃与熟菜稀粥将息，又半月，其人遂如旧，又半月余，与银遂行。(《医学纲目·卷之三·治法通论》)

按语： 朱丹溪："因大悟攻击之法，必其人充实，禀受素壮，乃可行也。否则邪去而正气伤，小病必重，重病必死。罗每日有求医者，必令某诊视其脉状，回禀罗。但卧听，口授用某药治某病，以某药监某药，以某药为引经，往来一年半，并无一定之方。至于一方之中，有攻补兼施者，亦有先攻后补者，有先补后攻者，又大悟用古方治今病，焉能吻合，随时取中，此之谓欤。其时罗又言，用古方治今病，正如拆旧屋，补凑新屋，其材木非一一再经匠氏之手，其可用乎？由是又思许学士《发微论》曰：予读仲景书，用仲景法，然未尝守仲景之方，乃为得仲景之心也。遂取东垣方稿，手自抄录，乃悟治病人当如汉高祖继暴秦，周武王继商之后，自非散财发粟，与三章之法，其受伤之气，倦怠之人，何由而平复也。于是知阴易乏，阳易亢，攻击宜审，正气须保护，以《局方》为惩戒哉。"楼英在《医学纲目·治法通论》中，倡导治病求本的医学思想，强调攻击宜详审，正气须保护的原则，力辨攻击之非。

3. 病虽实胃气伤者勿使攻击论

《医学纲目·卷之九·用药宜禁》曰："凡言治者，多借医为喻，仁哉斯言也。真气，民也。病邪，盗贼也。药石，兵也。或有盗起，势须剪除而后已。良将良相，必先审度兵食之虚实，与时势之可否，然后动，动涉轻妄，则吾民先困于盗，次困于兵，民困则国弱矣。行险侥幸，小人所为，万象森罗，果报昭显。其可不究心乎？大凡攻击之药，有病则受之，病邪轻，药力重，则胃气受伤。夫胃气者，清纯冲和之气也，惟与谷肉菜果相宜。盖药石皆是偏胜之气，虽参芪为性亦偏，况攻击之药乎。忌，春夏不宜桂枝，秋冬不宜麻黄。药忌，已汗者不可再发，已利者不可再利。病忌，虚人不宜用凉，实人不宜用热。"

楼英在《医学纲目·卷之九·用药宜禁》中，首先选录朱丹溪"病虽实胃气伤者勿使攻击论"，体现其在临床治疗中重视脾胃，固护脾胃的治疗思想。

4. 倒仓论

"《经》曰：肠胃为市。以其无物不有，而谷最为多，故谓之仓，若积谷之室也。倒者，倾去旧积而涤濯使之洁净也，胃居中属土，喜容受而不能自运者也。人之饮食，遇适口之物，宁无过量而伤积者乎？七情之偏，五味之厚，宁无伤于冲和之德乎？糟粕之余，停痰瘀血，互相纠缠，日积月深，郁结成聚，甚如桃核之穰，诸般奇形之虫，中宫不清矣，土德不和矣。诚于中，形于外，发为痈疽，为痨瘵，为蛊胀，为癫疾，为无名奇病。先哲制为万病丸、温白丸等剂，攻补兼施，寒热并用，期中病情，非不功巧，然不若倒仓之为便捷也。以黄牡牛择肥者买一二十斤，长流水煮烂，融入汤中为液，以绵滤出渣滓，取净汁，再入锅中，文武火熬至琥珀色则成矣。每饮一盅，少时又饮，如此者积数十盅，寒月则重汤温而饮之。病在上者欲其吐多，病在下者欲其利多，病在中者欲其吐下俱多，全在活法而为之缓急多寡也。须先置一室，明快而不通风者，以安病人。视所出之物，可尽病根则止。吐利后或渴，不得饮汤。其小便必长，取以饮病者，名曰轮回酒，与一二碗，非惟可以止渴，抑且可以涤濯余垢。睡一二日，觉肌甚，乃与粥淡食之，待三日后，始与小菜羹。自养半月，觉精神焕发，形体轻健，沉疴悉安矣。其后须五年忌食牛肉"。(《医学纲目·卷之三·倒仓法》)

治吾师许文懿公案

吾师许文懿公始病心痛，用热燥香辛，如丁附桂姜辈，治数年而足挛痛，甚且恶寒而多呕，甚而至于灵砂、墨锡、黄芽秒丹，继之艾火十余万，又杂治数年而痛益甚，自度为废人矣，众工亦技穷矣。如此者又数年，困甚，烦渴恶食者一月，已服通圣散半月余，而大腑逼迫后重，肛门热气如烧，始时下积滞如五色烂锦者，又如柏烛油腻者，近半月而病似退减，又半月而略思谷，惟两足难移，计无所出。至次年三月，遂作此法，节节如应，因得为全人。次年再得一男，又十四年而寿终。(《医学纲目·卷之三·倒仓法》)

治一妇人久年脚气案

又一妇人，久年脚气，吐利而安。(《医学纲目·卷之三·倒仓法》)

治临海林兄案

临海林兄患久嗽吐血，发热消瘦，众以瘵治之，百方不应。召予视之，脉两手弦数，日轻夜重。计无所出，亦因此而安。时冬十月也，第三年得一子。(《医学纲目·卷之三·倒仓法》)

治镇守百户萧伯善公案

又镇守百户萧伯善公，以便浊而精不禁，亲与试之有效。夫牛坤土也，黄土之色也，以顺为德，而效法乎健以为功者，牡之用也。肉者胃之乐也，熟而为液，无形之物也，横散入肉，经由肠胃而渗透肤膝毛窍爪甲，无不入也。积聚久则形质成，依附肠胃，回薄曲折处，以为栖泊之窠臼，阻碍津液，气血熏蒸，燔灼成病，自非倒肠刮骨之神妙，孰能去之。又岂以合勺铢两之丸散所能窥犯其藩墙户牖乎。切详肉液之散溢，肠胃受之，其厚皆倍于前，有似乎肿。其回薄曲折处，非复向日之旧肉液，充满流行，有如洪水泛涨，其浮莝陈朽，皆推逐荡漾，顺流而下，不可停留。表者因吐而汗，清道者自吐而涌，浊道者自泄而去，凡属滞碍，一洗而空。牛肉全重厚和顺之性，盎然涣然，润泽枯槁，补益虚损，宁无精神焕发之乐乎。正似武王克商之后，散财发粟，以赈殷民之望也。其方出于西域之至人，于中年后可行一二次，亦却疾养寿之一助也。(《医学纲目·卷之三·倒仓法》)

按语： 倒仓法是临床上很少使用的治疗方法，这种方法最早记载于《格致余论·倒仓法》。朱丹溪用此法推陈致新治疗的疾病非常多，如瘫、痨、蛊、癞等。其原理是补益脾胃和汗、吐、下攻邪法的结合。古今对此法的疗效争议非常大。

（四）医案应用举隅

楼英在临床上推崇丹溪之学，《医学纲目》共辑录朱丹溪医案 145 例，从他所引朱丹溪医案中，可以了解楼英的临证思想。

1. 治上下法

治一妇人产后有物如衣裙案

一妇人产后有物如衣裙，半在腹，半在席，医不能晓。先生曰：此子宫也。气血虚，随子而下不能入，即与黄芪、当归之剂，而加升麻举之，仍以外攻之法，而用五倍子作汤洗濯，皱其皮使缓敛，顷之子宫上。先生慰之曰：三年后可再生儿，无忧也。已而果然。(《医学纲目·卷之四·治上下法》)

治一男子病小便不通案

一男子病小便不通，医以利药治之加剧。丹溪云：此积痰病也。积痰在肺，肺为上焦，而膀胱为下焦，上焦闭则下焦塞，譬如滴水之器，必上窍通，而后下窍之水出焉。乃以法大吐之，吐已，病如失。(《医学纲目·卷之四·治上下法》)

治一老人泄痢案

治一老人泄痢，百方不应，膈闷食减，丹溪与吐剂，吐出胶痰升许，而痢止。(《医学纲目·卷之四·治上下法》)

按语：《素问·阴阳应象大论》曰："天不足西北，故西北方阴也，而人右耳目不如左明也。地不满东南，故东南方阳也，而人左手足不如右强也。"古人根据"天人相应"的理论指出地域不同、邪气侵袭部位不同，治法也各不相同。因此提出治上下法。即《内经》谓"高者抑之，下者举之"。楼英在此基础上引王冰注阐述治上下法之总则："高者抑之，制其胜也。下者举之，济其弱也。"并举朱丹溪临证验案以证之。楼英认为，以上案例皆取"下者举之"之意。楼英认为："夫小便不通，气血壅塞于下焦也。泄泻日久，气血降沉于下焦也。今大吐之，则一身血气皆升浮而复于上焦，则下之壅塞者流通，降沉者升举，故皆瘥也。"

2. 劳瘵骨蒸热

治施官人年三十余发热案

治施官人，年三十余，不可劳动，劳动则发热，脉洪而大在右手，短而涩在左手。予谓此必酒痰成湿伤血。又问之，遇少劳则喘乏力，小便或赤或白。

当归　黄芪　人参各五分　芍药一分　白术二分半　川芎五分　木通三分　黄芩三分　陈皮五分　厚朴五分　炙甘草二分

煎汤下青礞石丸。(《医学纲目·卷之五·劳瘵骨蒸热》)

按语：朱丹溪认为，痨瘵主阴虚、痰与血病。虚劳渐瘦属火，阴火消铄，即是积热。痨瘵之证，非止一端。在治法上，对于阴虚火旺之症状明显者，主张滋阴降火，用四物汤加味。楼英在此基础上进一步阐述痨瘵之因与治疗之法。楼英指出："丹溪论劳瘵主乎阴虚者。盖自子至巳属阳，自午至亥属阴，阴虚则热在午后子前。痦属阳，寐属阴，阴虚则汗从寐时盗出也。升属阳，降属阴，阴虚则气不降，气不降则痰涎上逆，而连绵吐出不绝也。脉浮属阳，沉属阴，阴虚则浮之洪大，沉之空虚也。此皆阴虚之症，用四物、竹沥，又加炒柏、龟板，皆补阴降火之剂。又须远嗜欲，薄滋味，静心调养，以助之也。"并举朱丹溪临证验案以证之。楼英辨此证为痨瘵兼痰积。

3. 恶寒

治缙云胡君锡恶寒案

缙云胡君锡，年三十一岁，形肥而大，色稍苍厚，家富而足，更专嗜口味。两年前得消渴病，医与寒凉药而得安。有一人教以病后须用滋补，令其专用黄雌鸡，因此食至千余只，渐有膈满呕吐之病。医者意为胃寒，遂以附子、沉香之药百余帖，呕病除。月余天气大热，忽恶风，足亦怕地气，遂堆糠尺许厚，上铺以簟，糊以重纸，方可坐卧，而两手不能执笔，口鼻皆无气以呼吸，欲言无力，行十余步便困倦，脉皆浮大而虚，仅得四至。予作内有湿痰，因多服燥热药，遂成气耗血散。当此夏令，自合便死。因其色之苍厚，元气尚全，可以安谷，遂以人参、黄芪、白术熬膏，煎淡五味子汤，以竹沥调饮之，三日诸病皆愈。令其顿绝肉味，一月后康健如旧。又以鸡汤下饭，一月后胸腹膨满甚，自煎二陈汤加附子、白豆蔻饮之，其病顿除。遣人问调理药，予教以绝去诸药与肉饮，自然平安。（《医学纲目·卷之六·治恶寒》）

按语： 朱丹溪主张，阳虚恶寒要正治。"阳虚恶寒，用参芪之类，甚者加附子少许，以行参芪之气"。楼英在临证中治疗阳虚恶寒力推丹溪之法，主张阳虚恶寒，皆以参芪为君。楼英指出："阳虚恶寒，以参芪为君。本例佐以消痰之剂也。"

治色目妇人恶寒案

色目妇人，年近六十，六月内常觉恶寒战栗，喜炎火御绵，多汗如雨，其形肥肌厚，已服附子十余帖，浑身痒甚，两手脉沉涩，重取稍大，知其热甚而血虚也。以四物去川芎，倍地黄，加白术、黄芪、炒黄柏、生甘草、人参，每服一两重。方与一帖，腹大泄，目无视，口无言。予知其病势深而药无反佐之过也，仍用前药热炒与之，盖借火力为向导。一帖利止，四帖精神回，十帖病痊安。(《医学纲目·卷之六·治恶寒》)

按语：楼英认为，虚寒正治，盖谓脉虚而恶寒者设也。脉虚恶寒，真寒也，故正治。寒实反治，盖谓脉实而恶寒者设也。脉实恶寒，假寒也，故反治。本例即为反治。

4. 往来寒热

治赵孺人夜间发寒后便热案

赵孺人夜间发寒后便热，丑寅时退，起来口渴，食少无味，谷不化，腹痛而泄，倦怠。或遇事则热燥，赤眼气壅，又不耐风寒，亦恶热。

白术二钱　芍药炒，一钱　陈皮一钱　黄芩半钱　炒柏三钱　炙甘草二分
炒芩三分　牡丹三分　木通三分　人参半钱　归身二钱　缩砂三分

煎下保和丸、实肠丸各三十丸。(《医学纲目·卷之六·治往来寒热》)

治吕十四孺人往来寒热案

吕十四孺人怒气后，寒热咳嗽，食少淋泄。

缩砂三分　甘草三分　人参半钱　白术一钱半　连翘一钱　陈皮一钱　茯苓
一钱

姜二片，同煎。(《医学纲目·卷之六·治往来寒热》)

5. 久疟

治一妇病疟案

治一妇病疟，三日一发，食少，经不行已三月，脉无，时冬寒，议作虚寒治，疑误。再诊见其梳洗言动如常，知果误也。经不行，非无血，为痰所碍。脉无，非血气虚，及积痰生热，结伏其脉而不见耳。当作实热治，与三花丸，旬日后食进脉出，带微弦，谓胃气既全，虽不药，疟当自愈而

经行也，令淡滋味，果应。(《医学纲目·卷之六·久疟》)

治一妇痎疟案

一妇身材小，味厚，痎疟月余，间日发于申酉，头与身痛，寒多喜极热辣汤，脉伏面惨晦，作实热治之，以十枣汤为末，粥丸，黍米大，服十粒，津咽，日三次，令淡饭，半月大汗愈。(《医学纲目·卷之六·久疟》)

按语：楼英指出："久疟者，痎疟也，以其隔二三日一发，缠绵不去。"阐述久疟病名及发病特点。在治疗上，楼英推崇朱丹溪之法。

6. 腹痛

治一男子腹痛案

一男子，年十八岁，自小面带微黄，五月间腹大痛，医者与小建中汤加丁香两帖，不效。加呕吐清汁，又与十八味丁沉透膈汤两帖，食全不进，痛无休止，卧不能起。如此五六日，又与阿魏丸百余粒，至夜发躁不得睡，口却不渴。予脉之，左三部沉弦而数，关部尤甚；右三部沉滑而数实，痛处不可按。遂与大柴胡汤四帖，加甘草下之，痛呕虽减，食犹未进；遂与小柴胡汤去黄芩、人参，加芍药、陈皮、黄连、生甘草二十帖而愈。(《医学纲目·卷之二十二·腹痛》)

治白云许先生腹痛案

白云许先生，始因饮食作痰成脾疼，后累因触冒风雪，腿骨作疼，众皆以脾疼、骨疼为寒，杂进黄牙秽丹等药杂治。十余年间，艾灸数万计，或似有效，及至病再作，反觉加重。至五十一岁时，又冒雪乘船而病愈加，至坐则不能起，扶起亦不能行，两胯骨不能开合。若脾疼作时，则两胯骨痛处似觉稍轻；若饮食甘美，脾疼不作，则胯骨重痛增。诸老袖手，计无所出。予谓此初因中脘有食积痰，杂以胃寒湿抑遏经络，血气津液不行，痰饮注入骨节，往来如潮，其涌而上则为脾疼，降而下则为胯痛，非涌泄之法不足以治之。时七月二十四日，遂以甘遂末一钱，入猪腰子内煨与食之，连泻七行，至次日两足便能行步。至八月初三日，呕吐大作，不能起床，颗粒不食，但时烦躁，气弱不能言语，诸老皆归罪于七月之泻，而又知累年热补之误，皆不敢用药。予尝记《金匮》云：病患无寒热，而短气不足以息者，此实也。其病多年郁结，一旦以刀圭之剂泄之，徒动猖狂之势，他未有制御之药，所以如此。仍以吐剂达其上焦，以次第治及中、下二焦。于初三日，用瓜蒂吐不透；初六日，用栀子又吐不透；初九日，用附子尖三枚和浆水与之，始得大吐，其呕哕终止。前后所吐，共得膏痰沫液一大水桶。初十日，遂以朴硝、滑石、黄芩、石膏、连翘等凉药，㕮咀一斤，蒸煎浓汁，放井水中极冷饮之。十一月十二日、十三日、十四日，每日食上件药一斤；十五日，腹微满，大小便皆秘闷。予欲用大承气下之，诸老皆以为不可。十六日，六脉皆歇至。予诊其脉，独歇至卯酉二时，其余时刻平匀如旧。予曰卯酉为手、足阴阳之应，此大肠与胃有积滞不行所致，当速泻之。争论不已。至十八日，遂作紫雪半斤。十九日早，紫雪成，每用一匙头，以新汲井水化下，至二十日天未明，已服紫雪五两，神思稍安，腹满亦减。遂收起紫雪不与。二十一日，大为小便闭作痛所苦，遂饮以萝卜子汁半茶盏，随手痛止，小便立通。二十二日，小腹满痛，不可扪摸，神思不佳，遂以大黄、牵牛作丸，服至三百丸。至二十三日巳时，下大便，并通如烂鱼肠三碗许，臭恶可畏。是日神思稍安，诊其脉不歇至矣。二十四日，腹大绞痛，殆不能胜者约一时许，腰胯沉重且坠，两时不出声，不能言，泻下秽物如柏油条者一尺余，肚中如烧，片时方定。至二十五日，神思渐安，夜间得睡。二十六日，渐能出声言语。自初二日至此，并颗粒不曾入口，语言并不出声。至二十七日，方啜半盏稀粥者四次，似有生意。至次月初四日方平安。其脉自呕吐至病安日，皆是平常弦大之脉，惟有中间数日歇至少异耳。至次年四月复行倒仓法，方步履如初。（《医学纲目·卷之二十二·腹痛》）

按语:《医学纲目·卷之二十二·腹痛》曰:"腹痛有寒、积热、死血、食积、湿痰。"楼英在腹痛治疗中辑录朱丹溪为其师许谦医病的典型案例。本案详细叙述了许谦在诸医治疗无效的情况下,朱丹溪沉着应对,对病因、病情仔细分析,一步一步攻补治疗,最后以倒仓法治愈老师疾病的过程。既体现了朱丹溪高超的医技,也看出楼英对倒仓法的认同。

7. 肠鸣

治一男子肠鸣案

一男子肠鸣食少,脐下有块耕动,若得下气多乃已,已则复鸣。医用疏气药与服,半年不效。予用参、术为君,甘草、连、参、枳、干姜为臣,一帖肠鸣止,食进。又每服吞厚朴红豆丸,其气耕亦平。经云:脾胃虚则肠鸣腹满。又云:中气不足,肠为之苦鸣。此之谓也。(《医学纲目·卷之二十二·腹痛》)

按语:《医学纲目·卷之二十二·腹痛》曰:"腹中水鸣,乃火击动其水也,二陈汤加芩、连、栀子。腹中鸣者,病本于胃也。肠鸣多属脾胃虚。"

8. 翻胃

治一中年妇人患反胃案

一中年妇人患反胃,以四物汤加和白陈皮、留尖桃仁、生甘草、酒红花浓煎,入驴尿,以防其或生虫也,与数十帖而安。(《医学纲目·卷之二十二·呕吐膈气总论·翻胃》)

治台州一木匠反胃案

台州一木匠,年二十七,勤于工作,而性巧慧,有一艾妻,且喜酒。病反胃者半载,其面白,其脉涩而不匀,重取则大而弱,大便八九日方通一次,粪皆燥结如羊屎,甚羸乏无力。予谓精血耗竭也。先与甘蔗汁煎六君子汤,加附子、大黄与之。伺大便稍润,令谢去工作,卧于牛家,取新温牛乳细饮之,每顿尽一杯,一昼夜可五六次,以渐而至七八次,其余菜果粥饭,皆不入口。半月而大便润，月余而安。然或口干，盖酒毒未解，间饮甘蔗汁少许，近两月而安矣。（《医学纲目·卷之二十二·呕吐膈气总论·翻胃》）

治杭州一男子反胃案

杭州一男子，四十余岁，患反胃两月矣。口干而不喜饮食，有时不吐，或吐则食物裹涎沫而出，吐后胸膈方快。其脉俱涩，重则弦大。盖其壮年多服金石房中之药所致。时正秋初尚热，遂令其多作竹沥煮罂粟米为粥，代粥饭与之，每啜一二口而止，却带温频频与之，自此不吐。至旬日稍凉，以流水作稀粥入少竹沥与之，时间以四物汤加陈皮益其血，月余而安。（《医学纲目·卷之二十二·呕吐膈气总论·翻胃》）

按语：《医学纲目·卷之二十二·呕吐膈气总论·翻胃》曰："翻胃即膈噎，大约有四：血虚、气虚、有热、有痰。治必用童便、竹沥、韭汁、牛羊乳、姜汁。气虚，入四君子汤；血虚，入四物汤加童便；年少者，四物汤清胃脘血。血燥不润故便涩，年高者不治，治必用参术辈，关防气虚胃虚。"治疗大法主润燥。

9. 哕

治赵立道案

赵立道，年近五十，质弱而多怒。七月炎暑，大饥索饭，其家不能急具，因大怒。两日后得滞下病，口渴，自以冷水调生蜜饮之甚快，滞下亦渐缓。如此五七日，召予视，脉稍大不数，遂令止蜜水，渴时且令以人参、白术煎汤，调益元散与之，滞下亦渐收。七八日后觉倦甚，发呃。予知其因下久而阴虚也，令其守前药。然滞下尚未止，又以炼蜜饮之。如此者三日，呃犹未止。众皆尤药之未当，将以姜、附饮之。予曰：补药无速效，附子非补阴者，服之必死。众曰：冷水饮多，得无寒乎？予曰：炎暑如此，饮凉非寒，勿多疑。待以日数，药力到，当自止。又四日而呃止，滞下亦安。（《医学纲目·卷二十二·哕》）

治陈择仁案

陈择仁，年近七十，厚味之人也，有久嗽病而作止不常。新秋患滞下，食大减。至五七日后呃作，召予视之，脉皆大豁。众以为难，予曰：形瘦者尚可为。以人参白术汤下大补丸以补血，至七日而安。(《医学纲目·卷二十二·哕》)

按语：楼英认为："丹溪治赵立道与陈择仁二人哕，皆于滞下得之之类，六脉大豁，用参、术而愈是也。"楼英在临证中效朱丹溪之治法，收到神奇效果。

治长兄案

予长兄九月得滞下，每夜五十余行，呕逆，食不下。五六日后加呃逆，与丁香一粒，嚼之立止。但少时又至，遂用黄连泻心汤加竹茹饮之，呃虽少止，滞下未安。如此者十余日，遂空心用御米壳些少涩其滑；日间用参、术、陈皮之类补其虚。自服御米壳之后，呃声渐轻，滞下亦收而安。(《医学纲目·卷二十二·哕》)

按语：楼英在论治上，立足于"细烛脉证"，"同病异法"，其立方遣药，溯诸理论可征，验诸实践可信。[周明道.楼英与《医学纲目》.浙江中医药大学学报，1986（5）：]

10. 泄泻

治仁七侄之子泄泻案

仁七侄之子，肚泄有积，与小胃丹二十粒，作二次吞之。积热作泄，亦宜下之。(《医学纲目·卷之二十三·泄泻》)

按语：本案采用积者下之之法治疗泄泻。

11. 滞下

治一老人滞下案

一老人，年七十，面白，脉弦数，独胃脉沉滑，因饮白酒作痢，下血淡水脓，腹痛，小便不利，里急后重。以参、术为君；甘草、滑石、槟榔、木香、苍术为佐；下保和丸二十五丸。第二日前症俱减，独小便不利，以益元散服之安。(《医学纲目·卷之二十三·滞下》)

12. 大便不通

治杨淳三哥大便不通案

杨淳三哥，大便秘涩，小便如常，咽塞不通，食下便有痰出，脉涩左右手同，此血虚肠燥为脾约。病甚者，人参散主之。

人参 黄芪各一钱 厚朴八分，炒 地黄七分 桃仁 枳壳炒各一钱 甘草少许，炙

煎入竹沥、姜汁饮之，又与锁阳、苁蓉二钱，桃仁一钱，煮粥入竹沥，名润肠散。(《医学纲目·卷之二十三·大便不通》)

13. 水肿

治赤岸冯令八官水肿案

赤岸冯令八官，素饮食不知饱，但食肉必泄。忽遍身发肿，头面加多，致目亦不可开，膈间满如筑，两足麻至膝而止，浑身不可见风，阴器挺长，其脉左沉而重取不应，右三部虽短小，却有和滑气象。遂令单煮白术汤饮，早晨空心探而去之。食后，白术二钱、麻黄五分、川芎半钱、防风三分作汤，下保和丸五十丸。如此者二日，因吐中得汗，通体上截为多，遂得肿宽而眼开，气顺而食进。却于前方中去麻黄、防风，加白术三钱，木通、通草各半钱，下保和丸五十丸。如此者，五日而安。(《医学纲目·卷之二十四·水肿》)

按语：楼英按："此即开鬼门之法也。"

治卢节妇水肿案

卢节妇，年二十余，半月之前，夜间发热，面先肿，次及身、足肿，肚亦肿，口渴思冷水，食略减。

大腹皮半钱　白术一钱半　苍术一钱半　栀子四枚　川芎一钱　麻黄六分　木通一钱　干葛二钱　甘草梢些（《医学纲目·卷之二十四·水肿》）

治朱秀才水肿案

朱秀才，因久坐受湿，能饮酒，下血，以苦涩药兜之，遂成肿疾，而肚足皆肿，口渴中满，无力少汗，脉涩而短，乃血为湿气所伤，法当行湿顺气，清热进食化积。

滑石六钱　白术二钱　木通三钱　厚朴　干葛各二钱　苍术一钱

分四帖，加苏叶七片，每一帖煎至三之一，热下保和丸与点丸、温中丸各五十丸。（《医学纲目·卷之二十四·水肿》）

治王三九孺人水肿案

王三九孺人，浮肿膈满，腹滑泄，口苦而渴，小便赤少，脉虚而豁大稍迟，此有污积病，为人性急。

滑石一两　陈皮四钱　苏梗　白术　川芎　木通　厚朴各二钱　茯苓皮一钱半　甘草梢半钱

分六帖，用顺流水煎下保和丸二十五丸、抑青丸十丸。《医学纲目·卷之二十四·水肿》

治吴孺人水肿案

吴孺人，胃中有积，发为肿，成疮疥，身倦食少，恶寒发热，脉虚而沉。

白术一两六钱　滑石二两　生地　木通　川芎各半两　黄芩　茯苓皮　连翘各四钱　紫苏三钱　甘草炙，二钱半

下保和丸三十丸。（《医学纲目·卷之二十四·水肿》）

治一女子水肿案

一女子，年三十余岁，肿病有热，服药得安，但两足下节不退，肚内自觉尚有热，脉却平矣，饮食如昨。

白术一钱　郁李仁一两半　苏梗　木通　条芩　槟榔　枳实炒，半两　青

皮一两　甘草梢一钱

分十帖，细研郁李仁，以顺流水三盏荡起，煎一盏，食前热服。（《医学纲目·卷之二十四·水肿》）

治张郎水肿案

张郎，二十岁，秋得肿疾，午前上甚，午后下甚，口渴乏力，脉涩弱，食亦少，禀气素怯，汗不能自出，郁而为水。与灸三里、肺俞、大椎、合谷、分水，又与此方。

白术一钱半　陈皮五分　黄芩　紫苏　海金沙　木通　大腹皮　茯苓皮　干葛炒　厚朴　甘草各二钱

作一帖，水煎服。（《医学纲目·卷之二十四·水肿》）

治光明人水肿案

光明人脚肿，肚略急，身微热，脉略数，口干。

白术一钱　茯苓五分　干葛炒，五分　苏梗五钱　大腹皮三钱　甘草炙，一钱　川芎二钱　陈皮五分（《医学纲目·卷之二十四·水肿》）

治许宅妇人水肿案

许宅妇人，二十以上，脚踝肿，近日有疮毒。

白术七钱　苍术　陈皮　犀角末　川芎各五钱　连翘　木通　苏叶各三钱　甘草梢一钱

分七帖煎，后入姜汁令辣热，食前服。（《医学纲目·卷之二十四·水肿》）

治冯官人水肿案

冯官人，因内有湿积，兼时令湿热，右腿少阳分发烂疮如掌大，痒甚，两手脉洪缓略数，两目、手足俱虚肿，膈中午前痞闷，午后肿到两足则膈宽。

犀角生，五分　枳壳炒，五分　陈皮　连翘　白术各一钱　木通五分　苍术

五分　甘草梢二分　茯苓五分

加姜汁煎服。(《医学纲目·卷之二十四·水肿》)

治冯客水肿案

冯客，疟而发肿，微渴，脉左手虚，右手大，食少。

白术一钱半　陈皮一钱　木通　厚朴炒　大腹皮各五分　甘草炙，二分　牛膝五分　苏梗三分　姜三片 (《医学纲目·卷之二十四·水肿》)

治冯儒人水肿案

冯儒人，疟而浮肿，大便自利。

人参　半夏　陈皮各一钱　川芎　苍术炒　白芷各五分　木通二钱　白术一钱半，炒　甘草炙，三分 (《医学纲目·卷之二十四·水肿》)

治王官人水肿案

王官人，年四十，疟两日一发，始善嗽，至春作肿，大小便秘，食少，面浮肿，口渴。

厚朴一钱　白术一钱半　木通七分半　陈皮一钱　川芎　大腹皮各五分　牛膝　滑石各一钱，炒　甘草炙，三分 (《医学纲目·卷之二十四·水肿》)

按语：《医学纲目》辑录朱丹溪治水肿法，"水肿因脾虚不能制水，水积妄行，当以参、术补脾，使脾气得实，则能健运，自然升降，运动其枢机，则水自行，非若五苓之行水也，宜补中行湿利小便，切不可下，当用二陈汤加白术、人参、苍术为主，佐以黄芩、麦门冬制肝木。若腹胀，少佐厚朴。气不运，加木香、木通。气若陷下，升麻、柴胡提之。随症加减，必须补中，用大剂白术补脾。如壅满，用半夏、陈皮、香附监之。有热者，当清肺金，门冬、黄芩之属"。楼英在此基础上进一步发挥，指出："以上丹溪治水肿之法。其法大率皆以甘草佐白术、参、陈等剂，补中气为君；木通、滑石、郁李仁、海金沙行水为臣；厚朴、大腹皮、苏梗，通滞气为佐使。如气不升浮，恶寒，脉沉者，探吐以提之；头面先肿，加麻黄微汗之；

夹积气者，佐以保和、温中、抑青等丸磨之；夹热者，佐以黄芩之类清之；夹疮痈者，佐以连翘、犀角散之，而随症加减也。"

14. 腹胀

治一妇人年三十六岁腹胀案

一妇人，年三十六岁，家贫多劳，性偏急。自七月断经后，八月小腹下有一块，偏左如拳，有时块起即痛作，伏则势减。至半月后，腹渐肿胀，食减平时三分之二，无力，遇夜发热。天明即稍退，其脉得虚微短弱涩，左尤甚。初与白术一斤，带白陈皮一斤，作二十帖服。以三圣膏贴块上，经宿则块软，再宿则块小。旬日后食稍进，热减半，脉稍有力。又与白术一斤，带白陈皮半斤，酒当归身半斤，木通三两，每帖研桃仁九粒。尽此剂，病悉除。（《医学纲目·卷之二十四·小腹胀》）

治一妇人年五十余岁腹胀案

一妇人，年五十余岁，素好怒，因食烧猪肉，次早面胀，绝不思食，倦怠，六脉沉涩，独左豁大。余作体虚有痰，气为痰所隔不得降，当以补虚利痰为主。每早以二陈汤加参、术大剂与一帖，服后探令吐出药。辰巳时，复与索氏三和汤一倍加白术二帖。至睡后，以神佑七丸以挠其痰，去牵牛。如此服至一月而安矣。（《医学纲目·卷之二十四·小腹胀》）

治金寿一安人年七十一岁腹胀案

金寿一安人，年七十一岁，好湿面，得带下病，亦恶寒淋沥。医与荷花须、柴胡等药，发热，所下愈多。医与缩砂、豆蔻药，以其食少也；腹满胀，气喘，又与葶苈散，不应。又与禹余粮丸，病愈甚。医又与崇土散，亦不应。予脉之，两手洪涩，轻则弦长而滑实，至是喘甚不得卧。此不是湿而酿成湿，在足太阴、阳明二经。水谷之气为湿所抑，不得上升，遂成带下。理用升举之剂，以补气、和血次之。而医反与涩燥，宜其展转身病。遂与人参生肺之阴以拒火毒；白术以补胃气除湿热、行水道；桃仁去污生新；郁李仁行积水，以通草佐之；犀角屑解食毒、消肿闷；槟榔治最高之气。作浓汤吞下保和丸药。又疑素厚养，有肉积，加阿魏小丸同咽之。四五日后，积气渐消，肿渐下。又加补肾丸以生肾水之真阴。又两三日后，渐安而得睡，食有味矣。又两日后，加与点丸以驱逐肺家之积热而愈。（《医学纲目·卷之二十四·小腹胀》）

按语： 因积成胀者补虚消积。

15. 积块癥瘕

治妇人三十岁积块癥瘕案

有妇人三十岁，因哭子，至半年后，胸癖有块如杯，饮食大减，面淡黄惨黑，若不胜衣，六脉弦细虚涩，至日晡后则发寒热。予察其势已急，补泻兼用，以补中益气汤随天气寒暄加减法，与东垣痞气丸相间服，方见五积门，食前用汤，食后用丸，常令汤多于丸些少。如此近一月，寒热皆退，食亦稍进，又以丸用汤相等服之，至第二月以后，忽一夜大发寒热，至天明热退，胸中之块如失，至晚手足下半节皆肿，遂停药。三五日后，忽一夜手足之肿如失，至天明胸中之块复有，比如前觉小一晕。遂以二陈汤加桔梗、白术、枳实，调理半月而安。次年复生一男。（《医学纲目·卷之二十五·积块癥瘕》）

按语： 楼英指出，本案因郁成积，丹溪之法补中带磨积为主。

治一妇人四十余积块癥瘕案

一妇人四十余，面白形瘦性急，因大不如意，三月后乳房下贴肋骨作一块，渐渐长大，掩心微痛膈闷，饮食减四之三，每早觉口苦，两手脉微而短涩。予知其月经不来矣，为之甚惧，辞勿与治。思至夜半，其妇尚能出外见医，梳妆言语如旧，料其尚有胃气，遂以参、术、归、芎，佐以气药作大服，一昼夜与四次，外以大琥珀膏贴块上，防其长。经一月余，服补药百余帖，食及平时之半。仍用前药，又过一月，脉气渐充。又与前药吞润下丸百余帖，月经不及两月而至，涩脉减五分之四。时天气热，意其经行时，必带紫色，仍与前补药加醋炒三棱，吞润下丸，以抑青丸十五粒佐之。又经一月，忽报块已消及大半，月经及期尚欠平时半日，饮食甘美如常，但食肉则觉不快。予令止药，且待来春木旺时又与区处。至次年六月，忽报一夜块大，比旧反加大半指，脉略弦，左略怯于右，至数日平和，自言食饱后则块微闷，食行却自平。予意有动心事激之，问之果然。仍与前补药加黄芩、炒黄连，以少木通、生姜佐之，去三棱煎汤吞润下丸，外以琥珀膏贴之半月，值经行而块散。此是肺金为内火所烁，木邪胜土，土不能运，清浊相干，旧块轮廓尚在者，因气血之未尽复也。浊气稍留，旧块复起，补其血气，使肺不受邪，木气平而土气正，浊气行而块散矣。（《医学纲目·卷之二十五·积块癥瘕》）

按语：楼英指出，本案因郁成积，丹溪之法补中带磨积为主。

治方提领年五十六积块癥瘕案

方提领年五十六，丁丑年冬，因饮酒后受怒气，于左胁下与脐平作痛。自此以后，渐渐成小块，或起或不起，起则痛，痛止则伏，面黄口干，无力食少，吃此物便嗳此味，转恶风寒。脉之左大于右，弦涩而长，大率左甚，重取则全弦。此得热散太多，以致胃气大伤，阴血下衰。且与和胃汤以补胃气，滋养阴血，并下保和丸助其化粗，伺胃实阴血稍充，却用消块和胃汤方。

人参三钱　白术一钱半　陈皮一钱　芍药　归身各五分　干葛三分　红花豆大　甘草二钱，炙

作一帖，下保和丸二十五、龙荟丸十五。（《医学纲目·卷之二十五·积块癥瘕》）

按语：楼英按："上三法，补气血药为主，磨积出入佐之，皆补多于磨，乃气血虚甚而有积块之法也。"

16. 咳嗽

治一男子五十余岁患咳嗽案

一男子五十余岁，患咳嗽，恶风寒，口燥干，咽微痛，两手脉浮紧，胸胁痞满而数，左手大于右手，大概表盛里虚。问其人平日好嗜酒肉，素有食积，后因汗房劳，又往来涉寒水，且冒微雨，又忍饥归后继以饱食酒肉而病。先用人参每帖四钱，麻黄根节一钱半，与二三服，咳嗽止，恶风寒除后，改用厚朴、枳实、陈皮、青皮、瓜蒌仁、半夏为丸，与二十余帖，用人参汤送下，痞满亦散而愈。（《医学纲目·卷之二十六·咳嗽》）

17. 喘

治一中年男子久嗽而喘案

尝治一中年男子久嗽，每发时不食数日，声撼四邻，百治不效。脉寸沉伏，关滑。遂于未发时，用人参、白术、当归、地黄，以姜汁制之，瓜蒌实、陈皮、茯苓、黄芩、黄连、干姜些少煎汤，下青礞石丸。将发时，先用神秘沉香丸下之，次与前药中加杏仁、枳实、苏叶，倍瓜蒌实煎服。一月后症减十分之八，后遂守此方渐安。凡治数人，皆以此法加减治之，皆得大效。气虚短气而喘，有痰亦短气而喘，不可用苦寒之药，火气盛故也。宜导痰汤加千缗汤。阴虚，自少腹下火起冲于上而喘者，宜降心火补阴。有火炎上者，宜降心火，清肺金。有痰者，宜降痰下气为主。上气喘而躁者，为肺胀，欲作风水症，宜发汗则愈。有阴虚夹痰喘者，四物汤加枳壳、半夏，补阴降火。诸喘不止者，用椒目研极细一二钱，生姜汤调下劫之，气虚不用。又法，用萝卜子蒸熟为君，皂角烧灰等分为末，姜汁加炼蜜丸，如小豆大，每噙化五七十丸。劫止之后，因痰治痰，因火治火。气虚者，用人参、蜜炙黄柏、麦冬、地骨皮之类。气实人，因服黄芪过多而喘者，用三拗汤以泻气。若喘甚者，须用阿胶。若久病气虚而发喘者，宜阿胶、人参、五味补之。新病气实而喘者，宜桑白皮、苦葶苈泻

之。治哮专主于痰，宜吐法，不可用凉药，必带表散。(《医学纲目·卷之二十七·喘》)

按语：《医学纲目·卷之二十七·喘》曰："凡治嗽，未发，以扶正气为要；已发，以攻邪气为主。"

18. 喘不得卧

治胡安人年六十八喘不得卧案

胡安人年六十八，恶寒发热，自四月来得痰嗽，眠不得，食少，心膈痛，口中连嗽，五更颇甚。

白术三钱　枳壳炒　黄连各二钱　芍药二钱半　片芩七钱半　桔梗　苏梗叶各一两　木通五分　甘草炙些　五味二十一粒

上入竹沥煎服。(《医学纲目·卷之二十七·喘·喘不得卧》)

治一丈夫因病喘不可卧案

一丈夫因病喘不可卧，肺脉沉而涩，此外有风凉湿气遏内热不得舒。

黄芩　陈皮　木通各一钱半　麻黄　苏叶　桂枝各一钱　黄连　干姜　甘草炙(《医学纲目·卷之二十七·喘·喘不得卧》)

按语：感冒风寒者宜表散。楼英按：前一方寒热多者设，后一方寒多者设。

19. 肩背痛

治一男子肩背痛案

治一男子忽患背胛缝有一线痛起，上肩跨至胸前侧胁而止，其痛昼夜不歇，不可忍，诊其脉弦而数，重取豁大，左大于右。予意背胛小肠经也，此必思虑伤心，心脏未病而腑小肠先病，故痛从背胛起。及虑不能决，又归之胆，故痛至胸胁而止。乃小肠火乘胆木，子来乘母，是为实邪。询之，果因谋事不遂而病。故用人参四分，木通二分煎汤，使吞龙胆丸数服而愈。(《医学纲目·卷之二十七·肩背痛》)

按语：背胛痛属小肠。

20. 舌喑

治一男子年三十五岁舌喑案

一男子年三十五岁，因连日劳倦，发咳，发为疟疾，医与疟药，三发后变为发热，舌短，言语不辨，喉间痰吼有声，诊其脉洪数似滑，遂以独参汤加竹沥两蚶壳许，两服后吐膏痰三块，舌本正而言可辨，余证未退，遂煎人参黄芪汤服，半月而诸证皆退，粥食调补两月，方能起立。(《医学纲目·卷之二十七·喑·舌喑》)

按语：楼英认为，该案属痰涎乘虚闭塞舌本之脉道而喑。

治一中年男子舌喑案

尝治一中年男子伤寒身热，师与伤寒药五帖，日后变神昏而喑，遂作体虚有痰治之。人参五钱，黄芪、白术、当归、陈皮各一钱，煎汤入竹沥、姜汁饮之。十二日，其舌始能语得一字。又服之半月，舌渐能转运言语，热除而痊。盖足少阴脉夹舌本，脾足太阴之脉连舌本，手少阴别系舌本，故此三脉虚则痰涎乘虚闭塞其脉道，而舌不能转运言语也。若此三脉亡血，则舌无血营养而喑。经云：刺足少阴脉，重虚出血，为舌难以言。又云：刺舌下中脉太过血出不止为喑。治当以前方加补血药也。(《医学纲目·卷之二十七·喑·舌喑》)

按语：楼英认为，人舌短言语不辨，乃痰涎闭塞舌本之脉道而然。中风热则舌纵不言，中风寒则舌卷不言。

治一男子五十余岁舌喑案

又尝治一男子五十余岁，嗜酒吐血桶许，后不食，舌不能语，但渴饮水。脉略数，与归、芎、芍、地各一两，术、参各二两，陈皮一两半，甘草二钱，入竹沥、童便、姜汁，至二十余帖能言。若此三脉，风热中之，则其脉弛纵，故舌亦弛纵，不能转运而喑。风寒客之，则其脉

缩急，故舌强舌卷而喑，治在中风半身不收求之也。(《医学纲目·卷之二十七·喑·舌喑》)

按语：楼英认为，中风热则舌纵不言，中风寒则舌卷不言。

21. 喉喑

治俞继道喉喑案

俞继道遗精，误服参、芪及升浮剂，遂气壅于上焦而喑，声不出。用童便浸香附，为末调服，而疏通上焦以治喑。又用蛤粉、青黛为君，黄柏、知母、香附佐之为丸，而填补下焦以治遗，十余日良愈。(《医学纲目·卷之二十七·喑·喉喑》)

按语：本案亦载于《证治准绳·杂病》。楼英按："《本草》言童便主久嗽失音，故治喑多用童便，由童便能降火故也。"

22. 腰痛

治徐质夫年六十腰痛案

徐质夫年六十，因坠马，腰痛不可转侧，六脉散大，重取则弦小而长，稍坚。予以为恶血虽有，未可驱逐，且以补接为先。遂令煎苏木、人参、黄芪、川芎、当归、陈皮、甘草，服至半月后渐散大，饮食亦进，遂与前药（熟大黄汤）调下自然铜等药，服一月而安。(《医学纲目·卷之二十八·腰痛》)

按语：楼英主张，跌扑脉散大者补中消污血。该案病人"因坠马，腰痛不可转侧"，说明内有瘀血；"年六十，六脉散大"，必然肾气虚。治法是先补气、行气，体实后再用祛邪之剂。《古今医案按·卷七·腰痛》震按："跌伤有瘀，似宜先逐瘀而后补。丹溪则以年之老、脉之散大，反先补而后逐瘀，是其学问之高也。昧者必以为补住恶血，惧不敢补，则尽力逐之，瘀终不去而变端起矣。损伤且然，况内病乎？观此案及治叶先生痢疾案，而知补住邪气、补住恶血之为谬谈也。大抵元气果虚，则补药惟元气受之，而或邪或瘀，不相干涉。若元气不虚，则补药为邪助长，为瘀增痛，诚非所宜。要在能辨其虚与不虚耳。"楼英在《医学纲目》中引此丹溪治腰痛案，意在强调临证尤须辨明虚实。

23. 恐

治周本心年六十岁大恐案

周本心年六十岁，形气俱实，因大恐，正月间染病，心不自安，如人将捕之状，夜卧亦不安，两耳后亦见火光炎上，食饮虽进而不知味，口干而不欲食。以人参、白术、当归身为君，陈皮为佐，加盐炒黄柏、炙玄参各少许，煎服自愈，月余而安。(《医学纲目·卷之二十九·恐》)

按语： 楼英指出："恐与惊悸相似，实非惊悸也。脏腑恐有四：一曰肾。《经》云：在脏为肾，在志为恐。又云：精气并于肾则恐是也。二曰肝胆。《经》云：肝藏血，血不足则恐。戴人曰：胆者敢也，惊怕则胆伤矣。盖肝胆实则怒而勇敢，肝胆虚则善怒而不敢也。三曰胃。《经》云：胃为恐是也。四曰心。《经》云：心怵惕思虑则伤神，伤神则恐惧自失者是也。"针对本案，楼英指出："《经》云：恐伤肾。丹溪用盐炒黄柏、炙玄参，引参、归等入补肾足少阴络也。"

三、内科杂病临证用药经验

（一）内科杂病临证经验

1. 中风

中风，历代从病名、症状、辨证、治疗方面，争议很大。楼英汲取前人经验，师承有自，遵古不泥，阐发自己独到的见解。

（1）中风之名

楼英认为，中风之病名是世俗之称。其证候表现为卒然仆倒，口眼㖞斜，半身不遂，或舌强不言，唇吻不收。根据邪之浅深及中风时间不同，又有"击仆""卒中""偏枯""左瘫右痪""腽腿风""痱病""风懿风气"之不同。其卒然仆倒者，《经》称为击仆，世又称为卒中，乃初中风时如此。其口眼㖞斜，半身不遂者，《经》称为偏枯，世又称为左瘫右痪，及腽腿风，乃中倒后之症，邪之浅者如此。其舌强不言，唇吻不收者，《经》称为痱病，世又称为风懿风气，亦中倒后之症，邪之深者如此也。楼英进一步考证世俗对中风病名的误解，指出："后世迷失经意，以偏枯痱病之旨，一以中风名之，遂指偏枯为枯细之枯，而非左瘫右痪之症，习俗之弊，至于如此也。"（《医学纲目·卷之十·中风》）

（2）风痱与痿病的区别

关于风痱与痿病的区别，楼英认为丹溪之中风（风痱）不可与痿同治诸论，是针对《局方》治中风用发表行湿之药，戕贼气血，诛伐根本而发，并分析"《局方》所述中风，手足不随，起便须人，神魂恍惚，不语，语涩等症，即与《内经》热病相同"。而"《针经·刺节真邪》云：真气去，邪独留，发为偏枯。《痿论》云：阳明虚则宗筋纵，带脉不引，而足痿不用。由是知手足不随者在偏枯，手足为邪气阻塞脉道而然。在痿病，则阳明虚，宗筋纵，带脉不引而然也。痱病有言变志乱之症，痿病则无之也。痱病又名风痱，而内伤外感兼备，痿病独得于内伤。痱病发于击仆之暴，痿病发于怠惰之渐也"（《医学纲目·卷之十·中深半身不舌难言》）。可见，楼英对风痱与痿病的区别，进行了细致入微的分析。

（3）中腑与中脏之区别

楼英在《医学纲目·卷之十·中风》中指出："《内经》论中风之浅深也。其偏枯身偏痛，而言不变，志不乱者，邪在分腠之间，即仲景、东垣所谓邪中腑是也。痱病无痛，手足不收而言喑志乱者，邪入于里，即仲景、东垣所谓邪中脏是也。"

（4）中腑与中脏之论治

在中风论治中，洁古言中脏者，大小秘涩；东垣言中腑者，有便溺阻隔，楼英认为："二说当以东垣为主，盖大小秘结不中脏者亦有之，而中脏者亦有大小便不秘结者也。"（《医学纲目·卷之十·中分浅深》）

治中风验案

安抚初病时，右肩臂膊痛无主持，不能举动，多汗出，肌肉瘦，不能正卧，卧则痛甚。《经》云：汗出偏沮，使人偏枯。余思《针经》云：虚与实邻，决而通之。又云：留瘦不移，节而刺之，使经络通和，血气乃复。又云：陷下者灸之，为阴气下陷入阴中。肩膊时痛不能运动，以火导之，火引而上，补之温之，以上症皆宜灸刺。为此先刺十二经之井穴，于四月十二日，右肩臂上肩井穴内，先针后灸二七壮，及至灸疮发，于枯瘦处渐添肌肉，汗出少，肩臂微有力。至五月初八日再灸左肩井，次于尺泽穴各灸二十八壮。引气下行，与正气相接。次日臂膊又添气力，自能摇动矣。时值仲夏，暑热渐盛，以清肺饮子补肺气，养脾胃，定心气。

白芍药五分　人参　升麻　柴胡各四分　天门冬　麦门冬各三分　陈皮二分半　甘草生　甘草灸　黄芩　黄柏各三分

上吹咀。作一服，水三盏，煎至一盏，去渣温服。食后汗多，加黄芪五分，后以润肠丸。（《医学纲目·卷之十·中风》）

按语： 本案"右肩臂膊痛无主持，不能举动，多汗出，肌肉瘦，不能正卧，卧则痛甚"，是气阻血滞，阳陷入阴，虚中夹实之证。楼英先刺井穴通经泄热，是治病必求其本，后灸臂穴引气下行，最后用清肺饮子补肺气，养脾胃，定心气。

2. 癫痫

（1）癫痫之名

楼英在《医学纲目·卷之十一·癫痫》中指出："癫痫，即头眩也。痰在膈间，则眩微不仆。痰溢膈上，则眩甚仆倒于地，而不知人，名之曰癫痫。徐嗣伯云：大人曰癫，小儿曰痫，其实一疾也。"

（2）癫痫与中风、中寒、中暑、尸厥的区别

楼英在《医学纲目·卷之十一·癫痫》中指出："凡癫痫仆时，口中作声，将省时，吐涎沫，省后又复发，时作时止，而不休息。中风、中寒、中暑、尸厥之类，则仆时无声，省时无涎沫者，后不复再发，间有发者，亦如癫痫之常法也。"

（3）癫痫的病因病机

楼英在《医学纲目·卷之十一·癫痫》中指出："凡癫痫，及中风、中寒、中暑、中湿、气厥、尸厥而昏眩倒仆，不省人事者，皆由邪气逆上阳分，而乱于头中也。癫痫者，痰邪逆上也。中风、寒、暑、湿及气厥、尸厥者，亦风、寒、暑湿等邪逆上也。邪气逆上，则头中气乱；头中气乱，则脉道闭塞，孔窍不通，故耳不闻声，目不识人，而昏眩无知，仆倒于地也。以其病在头颠，故曰癫疾。"

（4）癫痫的治疗

关于癫痫的治疗，或吐痰而就高越之，或镇坠痰而从高抑之，或内消痰邪使气不逆，或随风寒暑湿之法用轻剂发散上焦，或针灸头中脉络而导其气，皆可使头脉道流通，孔窍开发，而不致昏眩。楼英进一步指出："是知癫痫之癫，与厥成癫疾，眩冒癫疾之颠，一疾也。王太仆误分癫为二疾，独孙真人始能一之。"

3. 痹症

诸痹的成因、病理、分类，《素问·痹论》做了系统的论述。《素问·痹论》曰："风寒湿三气杂至，合而为痹也。其风气胜者为行痹，寒气胜者为痛痹，湿气胜者为着痹也。"楼英在《内经》基础上，对痹症的分类做了进一步阐述。楼英在《医学纲目·卷之十二·诸痹》中指出："行痹者，

行而不定也，称为走注疼痛及历节之类是也。痛痹者，疼痛苦楚，世称为痛风及白虎飞尸之类是也。着痹者，着而不移，世称为麻木不仁之类是也。凡风寒湿所为行痹、痛痹、着痹之病，冬遇此者为骨痹，春遇此者为筋痹，夏遇此者为脉痹，长夏遇此者为肌痹，秋遇此者为皮痹，皆以所遇之时，所客之处命名。非此行痹、痛痹、着痹之外，又别有骨痹、筋痹、脉痹、肌痹、皮痹也。"澄清了世人对痹症分类的错误理解。楼英辨证，重视分脏腑、辨病机，总以脏腑气机与六气病机着眼。

对于痛痹（痛风）的治疗，楼英推崇朱丹溪、李东垣的治法，并给予高度评价和发挥。《医学纲目·卷之十二·诸痹》指出："丹溪治痛风法，主于血热、血虚、血污，或夹痰，皆不离四物、潜行、黄柏、牛膝、生甘草、桃仁、陈皮、苍术、生姜汁，而随症加减，发前人之所未发，医世俗之所不医，其有功于世也大矣。"李东垣认为臂痛有六道经络，楼英详细研究李东垣治臂痛之法，主要是究其所属经络，以行本经药行其气血，给后人以启示。《医学纲目·卷之十二·诸痹》指出："臂痛有六道经络，以行本经药行其气血者，盖以两手伸直，其臂贴身垂下，大指居前，小指居后而定之。则其臂臑之前廉痛者，属阳明经，以升麻、白芷、干葛行之。后廉痛者，属太阳经，以藁本、羌活行之。外廉痛者，属少阳，以柴胡行之。内廉痛者，属厥阴，以柴胡、青皮行之。内前廉痛者，属太阴，以升麻、白芷、葱白行之。内后廉痛者，属少阴，以细辛、独活行之。并用针灸法，视其何经而取之也。"

4. 内障

刘完素的"玄府学说"，对中医眼科内障眼病诊治有重要的启示意义。

楼英在《医学纲目》中表达了对刘完素"玄府学说"的坚信不疑。他对刘完素玄府学说的评价是："诚哉！河间斯言也。目盲，耳聋，鼻不闻臭，舌不知味，手足不能运用者，皆由其玄府闭塞，而神气出入升降之道路不通利。"同时总结了先贤治目昏花，选用相应药物解郁结的治疗经验。例如，羊肝丸中，用羊肝引黄连等药入肝，解肝中诸郁，肝主目，肝中郁解，则目之玄府通利而明，故黄连之类解郁热。椒目之类，解湿热。茺蔚之类，解气郁。芎、归之类，解血郁。木贼之类，解积郁。羌活之类，解经郁。磁石之类，解头目郁坠，邪气使下降。此外，楼英也赞同李东垣、朱丹溪治目昏用参、芪补气血之法。他认为，参、芪补气血之法使气血盛则玄府得利，出入升降而明。并对先贤常用方剂羚羊角饮子、补肝散、羚羊角散、羚羊角汤有所发挥。楼英在《医学纲目·卷之十三·内障》中指出："上四方，皆羚羊角、玄参、细辛、羌活、防风、车前子为君，盖羚羊角厥阴经药也。丹溪云：羚羊角入厥阴经甚捷是也。玄参、细辛，行少阴经药也。海藏云：玄参治空中氤氲之气，无根之火，为圣药也。羌活、防风、车前子，行太阳经药也。如筋脉枯涩者，诸方中更加夏枯草，能散结气，有补养厥阴血脉之功，尝试之有验。然此诸方，又当悟邪之所在。若气脱者，必与参膏相半服之。气虚者，必与东垣补胃人参汤、益气聪明汤之类相半服之。血虚者，必与熟地黄丸之类相兼服之，更能内观静守，不干尘累，使阴气平伏，方许作效。"

5. 诸疝

楼英认为，疝痛属足厥阴肝经，小腹亦属肝经，故疝痛与小腹痛同一治法。在治疗上，楼英在《医学纲目·卷之十四·诸疝》中指出："凡疝气带下，皆属于风。全蝎，治风之圣药也。川楝、茴香，皆入小腹经。当归、玄胡索，和血止痛。疝气带下，皆积寒邪于小肠之间，故以附子佐之，丁香、木香为引导也。"

治疝验案

漆匠韩提控，疝气每发，痛不可忍，则于榻两末各置一枕，往来伏之以受，如是三年不已，服此药三剂良愈。(《医学纲目·卷之十四·诸疝》)

按语： 凡疝气带下，皆属于风，本案以丁香楝实丸治愈患者久治不愈的疝气。

6. 小便不通

楼英在临床上重视脏腑辨证和气血辨证，认为小便不通有在气在血之异，治疗应以调理气血为主。并依据王冰注《素问·四气调神大论》"无阳则阴无以生，无阴则阳无以化"及《素问·灵兰秘典论》"膀胱者州都之官，津液藏焉，气化则能出矣"的理论，在临床中治疗小便不通一病，收到神奇的效果。

治小便不通验案

昔长安有大贾王善夫，病小便不通，渐成中满，腹大坚硬如石，壅塞之极，腿脚肿胀，破裂出黄水，双睛突出，昼夜不得眠，饮食不下，苦痛不可名状。求予治之，因问受病之始，知病不渴，近苦呕哕。众医皆用治中满利小便渗淡之药，急难措手，乃辞归。从夜至旦，耿耿不寝，穷究其理，忽记《素问》有云，无阳则阴无以生，无阴则阳无以化。又云，膀胱州都之官，津液藏焉，气化则能出矣。此病小便癃闭，是无阴而阳气不化者也。凡利小便之药，皆淡味渗泄为阳，止是气药阳中之阴，非北方寒水，阴中之阴所化者，此乃奉养太过，膏粱积热，损北方之阴，肾水不足，故膀胱肾之室，久而干涸，小便不化，火又逆上而为呕哕，非膈上所生也，独为关，非格病也。洁古老人曰：热在下焦，填塞不便，是治关格之法。今病者内关外格之病悉具，死在旦夕，但治下焦可愈。随处以禀北方寒水所化，大苦寒气味俱阴者，黄柏、知母，桂为引用，丸如桐子大，沸汤下二百丸。服药少时，须臾前阴如刀刺火烧之痛，溺出如瀑泉涌出，卧具皆湿，床下成流，顾盼之间，肿胀消散。予惊喜曰：大哉圣人之言，岂可不遍览而执一者也。其症小便闭塞而不渴，时见躁者是也。凡诸病居下焦皆不渴也。二者之病，在气在血，最易分别。（《医学纲目·卷之十四·小便不通》）

按语： 本案楼英用知柏滋养肾水，以泻三焦之火，复入肉桂引火归元，使肾水充足，枢机得运，营卫通达，阴阳调和。前医之误在于不细察病机，不辨阴阳生化之理。

7. 遗溺

楼英认为，遗溺之因乃热甚廷孔郁结，神无所用，不能收禁。

治遗溺验案

尝治一男子，遗溺不觉，脉洪大盛，以黄柏、知母、杜牛膝为君，青皮、甘草为臣，木香为佐，桂些少反佐，服数帖，大效。（《医学纲目·卷之十四·遗溺》）

按语： 此法与《千金翼方》白薇散，都是用来治疗热甚廷孔郁结，神无所用，不能收禁之证。

8. 喉痹

关于喉痹的诊断与病机，楼英认为："凡《经》云喉痹者，谓喉中呼吸不通，言语不出，而天气闭塞也。云咽痛、云嗌痛者，谓咽喉不能纳唾与食，而地气闭塞也。云喉痹咽嗌痛者，谓咽喉俱病，天地之气并闭塞也。盖病喉痹者，必兼咽嗌痛，病咽嗌痛者，不能兼喉痹也。"

楼英在治疗喉痹恶寒时强调"切忌胆矾酸寒等剂点喉"，"又忌硝黄等寒剂下之"。他在《医学纲目·卷之十五·喉痹》中指出："喉痹恶寒者，皆是寒折热，寒闭于外，热郁于内，姜汁散其外寒，则内热得伸而愈矣。切忌胆矾酸寒等剂点喉，反使其阳郁结不伸；又忌硝黄等寒剂下之，反使其阳下陷入里，则祸不旋踵矣。"

治喉痹验案

洪武戊辰春，乡村病喉痹者甚众，盖前年终之气，及当年初之气，二火之邪也。予累用甘桔汤，加黄连、半夏、僵蚕、鼠黏子根等剂发之。夹虚者，加参、芪、归辈。水浆不入者，先用解毒雄黄丸，醋磨化之灌喉；

痰出，更用生姜汁灌之，却用上项药无不神验。若用胆矾等酸寒点过者，皆不治，盖邪郁不出故也。(《医学纲目·卷之十五·喉痹》)

按语： 此案亦载于《证治准绳·杂病》。喉痹为咽喉疼痛或梗阻不利或声音嘶哑之证，虚实寒热、外感内伤皆可使咽喉机窍不利，阻痹为肿、为痛、为嘶哑。临床上属火者居多，寒者百中难得一二。

9. 烦躁

楼英总结前代诸贤对烦躁病机的认识，提出"烦"有属"热"与"虚寒"的不同，"躁"亦有"热"与"虚寒"之异。其在《医学纲目·卷之十六·烦躁》中指出："先贤治烦躁俱作，有属热者，有属寒者。治独烦不躁者多属热，惟悸而烦者为虚寒。治独躁不烦者多属寒，惟火邪者为热，盖烦者心中烦，胸中烦，为内热也。躁者身体手足躁扰，或裸体不欲近衣，或欲在井中，为外热也。内热者，有本之热，故多属热。外热者，多是无根之火，故属寒也。"

楼英概括总结前人治疗"热烦"的经验，其在《医学纲目·卷之十六·烦躁》中曰："烦热怔忡，知热在心肺也，故用竹叶、石膏、辰砂镇坠其热，使下行也。烦而下利，知热在上也，故用栀豉汤吐之。烦而汗出不解，知表里有邪也，故用表里饮汤。脉沉口渴手心热，知热不在表也，故用妙香丸下之。温胆、酸枣，治不得眠也。"

10. 肿疡

楼英推崇李东垣、罗谦甫、朱丹溪"随痈疽所发分野制之"的治疗方法，并总结他们的治疗用药规律，即"以发表为先"。楼英在《医学纲目·卷之十八·痈疽》中指出："如痈疽发在太阳经分野，必用防风、羌活；阳明经分野，必用香白芷、升麻；少阳经分野，必用柴胡；太阴经分野，必用芍药、升麻；少阴经分野，必用独活；厥阴经分野，必用青皮、柴胡；皆以桂佐之。身半以下者，必用酒水多，熟煎之，空心服，使药下行。身半以上者，必用酒水少，带生煎之，临卧服，使药上行。脉细小无力，必于本经药中加辛热剂；脉洪大有力，必于本经药中加苦寒剂。"

11. 滞下

关于"滞下病"的治疗，楼英指出历代习用调气下积之法之谬，盛赞朱丹溪活死血之论说出了前人从未说过的道理。《医学纲目·卷之二十三·滞下》曰："自古治里急后重，但用槟榔、木香调气，及大黄下积。至丹溪，始用桃仁、滑石活死血，如鼓应桴，实发前人之所未发也。"

12. 水肿

关于"水肿"的治疗，楼英推崇朱丹溪的治疗方法，并概括总结朱丹溪治疗水肿十五条，值得借鉴。楼英在《医学纲目·卷之二十四·水肿》中指出："丹溪治水肿之法十五条，其法大率皆以甘草佐白术、参、陈等剂，补中气为君；木通、滑石、郁李仁、海金沙行水为臣；厚朴、大腹皮、苏梗，通滞气为佐使。如气不升浮，恶寒，脉沉者，探吐以提之；头面先肿，加麻黄微汗之；夹积气者，佐以保和、温中、抑青等丸磨之；夹热者，佐以黄芩之类清之；夹疮痈者，佐以连翘、犀角散之，而随症加减也。"

13. 喘

哮喘与痰是不可分的，楼英主张对于哮喘发作的治疗要顾及豁痰，治哮喘发作时的方剂多以豁痰为主，因痰出而气顺降，哮喘就会停发。喘停之后，再进一步从纠正"生痰之源"方面来治疗。《医学纲目·卷二十七·喘》曰："凡治喘，正发时无痰，将愈时却吐痰者，乃痰于正发之时，闭塞不通而喘甚，当于其时开其痰路，则易安也。宜此方桔梗之类，及枳壳、栝蒌实、杏仁、苏叶、前胡等，引出其痰。候痰出喘退，却调其虚实。虚者补以参、芪、归、术，实者泻以沉香滚痰丸之类是也。"同时，楼英还强调下痰定喘方剂的宜忌。《医学纲目·卷二十七·喘》曰："凡下痰定喘诸方，施之形实有痰者，神效。若阴虚而脉浮大按之涩者，不可下，下之必反剧而死也。"

14. 梦遗

楼英认为，梦遗属郁滞者居多，而庸医不知病因，妄用涩剂固脱，反增其病。《医学纲目·卷之二十九·梦遗》曰："治梦遗方属郁滞者居大半，庸医不知其郁，但用龙骨、牡蛎等涩剂固脱，殊不知愈涩愈郁，其病反甚。"

治梦遗验案

常治一壮年男子，梦遗白浊，少腹有气冲上，每日腰热，卯作酉凉，腰热作则手足冷，前阴无气，腰热退则前阴气耕，手足温。又旦多下气，暮多噫，时振，隔一旬二旬必遗，脉旦弦滑而大，午洪大。予知其有郁滞也，先用沉香和中丸大下之，次用加减八物汤吞滋肾丸百粒。若稍与蛤粉等涩药，则遗与浊反甚，或一夜二遗。遂改用导赤散大剂煎汤服之，遗浊皆止渐安。又一中年男子皆梦遗，医或与涩药，反甚，连遗数夜。愚先与神芎丸大下之，却制此猪苓丸服之，皆得痊安。(《医学纲目·卷之二十九·梦遗》)

按语： 此两则医案亦载于《证治准绳·杂病》，均为楼英临证从郁治梦遗的验案。其分别采用沉香和中丸、神芎丸大下之，使患者梦遗得以痊愈。沉香和中丸为治疗实热老痰之峻剂，楼英以此下湿热郁积。峻下之后，用加减八珍汤以益气养血，然后以滋肾丸清下焦湿热，助膀胱气化。如果病人使用蛤粉等涩药，反会使郁滞加重。最后改用导赤散，以清利源流而愈。

（二）临证用药宜禁

楼英在临床上重视用药宜禁，借鉴朱丹溪、李东垣、王海藏、罗谦甫等医家用药理论，提出药禁、时禁、病禁、经禁等用药禁忌。他还辑录前贤的"病虽实胃气伤者勿使攻击论""无病服药辨谬""阴盛阳虚不宜下辨"等篇，并列举医案加以说明，值得后人效仿。

1. 病虽实胃气伤者勿使攻击论

楼英在临证用药时注重固护胃气，强调处方用药切勿戕伤脾胃之气。因此，在用药宜禁中首先引用朱丹溪"病虽实胃气伤者勿使攻击论"，强调用药保护胃气的重要性。

朱丹溪《格致余论·病虽实胃气伤者勿使攻击论》谓："凡言治者，多借医为喻，仁哉斯言也。真气，民也。病邪，盗贼也。药石，兵也。或有盗起，势须剪除而后已。良将良相，必先审度兵食之虚实，与时势之可否，然后动，动涉轻妄，则吾民先困于盗，次困于兵，民困则国弱矣。行险侥幸，小人所为，万象森罗，果报昭显。其可不究心乎？"

朱丹溪此论，喻真气（胃气）为民，病邪为贼，言医家临证，直如大将用兵，宜三思而后动，攻之太过，则伤及生灵。若得真气充盈，病邪虽实，正气自能相胜，攻邪当亦无虑；使病人真气素虚，病邪又胜，则无论正虚邪实、虚中夹实，投药尤当审慎。倘能先扶其正，待真气得充，而后攻其病邪，斯无盛盛虚虚，遗人夭殃之虞。

楼英以朱丹溪临证医案证"病虽实胃气伤者勿使攻击论"之说，如治吕氏寒战，用芪葛愈。治叶先生滞下，用参术而后下之愈。治妇人积块，用消石丸大峻后，用补剂间服愈。

此外，楼英借鉴朱丹溪之论，强调四季用药、虚实用药、汗利用药的规律。《格致余论·病虽实胃气伤者勿使攻击论》谓："大凡攻击之药，有病则受之，病邪轻，药力重，则胃气受伤。夫胃气者，清纯冲和之气也，惟与谷肉菜果相宜。盖药石皆是偏胜之气，虽参芪辈为性亦偏，况攻击之药乎。忌，春夏不宜桂枝，秋冬不宜麻黄。药忌，已汗者不可再发，已利者不可再利。病忌，虚人不宜用凉，实人不宜用热。"

2. 治病服药必知时禁、经禁、病禁、药禁

楼英借鉴李东垣用药之法，指出："凡治病服药，必知时禁、经禁、

病禁、药禁……察其时，辨其经，审其病，而后用药，四者不失其宜，则善矣。"

（1）时禁

《医学纲目·卷之九·用药宜禁》曰："夫时禁者，必本四时升降之理，汗下吐利之宜。大法，春宜吐……夏宜汗……秋宜下……冬宜周密……冬不用白虎，夏不用青龙，春夏不用桂枝，秋冬不服麻黄，不失气宜。"

（2）经禁

《医学纲目·卷之九·用药宜禁》曰："经禁者，足太阳膀胱诸阳之首，行于背，表之表，风寒所伤，则宜汗。传入本，则宜利小便。若下太早，则变证百出，此一禁也。足阳明胃经行身之前，病主腹满胀，大便难，宜下之。盖阳明化燥火，津液不能停禁，若发汗利小便，为重损津液，此二禁也。足少阳胆经行身之侧，在太阳阳明之间，病则往来寒热，口苦胸胁痛，只宜和解。且胆者无出无入，又主发生之气，下则犯太阳，汗则犯阳明，利小便则使发生之气反陷入阴中，此三禁也。三阴非胃实不当下，为三阴无传本，须胃实得下也。分经用药，有所据焉。"

（3）病禁

《医学纲目·卷之九·用药宜禁》曰："病禁者，如阳气不足阴气有余之病，则凡饮食及药，忌助阴泻阳。诸淡食及淡味药物，泻阳升发以助收敛；诸苦药皆沉，泻阳气之散浮；诸姜、附、官桂辛热之药及湿面酒大料物之类，助火而泻元气；主冷硬物，能损阳气；皆所当禁也。如阴火欲衰而退，以三焦元气未盛，必口淡。如咸物，亦所当禁也。"

（4）药禁

《医学纲目·卷之九·用药宜禁》曰："药禁者，如胃气不行，内亡津液而干涸，求汤饮以自救，非渴也，乃口干也。非湿胜也，乃血病也。当以辛酸益之，而淡渗五苓之类则所当禁也。汗多禁利小便，小便多禁发汗，咽痛禁发汗利小便。若大便快利，不得更利。大便秘涩，以当归、桃仁、麻子仁、郁李仁、皂角仁，和血润肠，如燥药则所当禁者也。吐多不得复吐，如吐而大便虚软者，此上气壅滞，以姜、橘之属宣之。吐而大便不通，则利大便药所当禁也。诸病恶疮，小儿斑后，大便实者，亦当下之，而姜、橘之类，则所当禁也。人知脉弦而服平胃散，脉缓而服黄芪建中汤，乃实实虚虚，皆所当禁也。人禀天地之湿化而生胃也，胃之与湿，其名虽二，其实一也。湿能滋养于胃，胃湿有余，亦当泻其太过也。胃之不足，惟湿物能滋养。"

3. 当汗而不汗则生黄　当利小便而不利亦然

王海藏指出："脾主肌肉，四肢寒湿，与内热相合故也。不当汗而汗，亡其津液，令毒气扰阳之极，极则侵阴矣，故燥血而蓄之胸中。或利小便过多亦然。若犯发汗多蓄血，上焦为衄。若利小便多蓄血，为发狂。或问曰：伤寒杂症一体，若误下，变有轻重，何也？答曰：伤寒误下，变无定体。杂症误下，变有定体。何以然？曰：伤寒自外而入，阳也，阳主动。杂症自内而出，阴也，阴主静。动者犯之，其变无穷。静者犯之，其变止痞与腹、胁痛而已。故变无穷者为重病，痞与胁痛者为轻也。"

王海藏的医学思想是受张元素和李杲影响的。张元素重视脏腑辨证，李杲注重脾胃。楼英治伤寒推崇王海藏的辨证方法，重视脏腑辨证，注重固护脾胃。此外，楼英尊仲景"阴盛阳虚，汗之则愈，下之则死；阳盛阴虚，下之则愈，汗之则死"之说，主张治伤寒汗下要有序有度。

4. 无病服药辨谬

唐宋以来，世人服食药石以追求延年益寿之风日盛，楼英在临床上力戒无病服药之习。在当时，民间有句谚语："无病服药，如壁里安柱。"楼英引罗谦甫"此无稽之说，为害甚大"之言，强调即使是偏性很小的食物，食用不当，尚且会导致病患，何况是"是药三分毒"的药物。药物主要是用来治疗疾病的，没病的时候决不能乱吃药。楼英力戒无病服药。

《医学纲目·卷之九·用药宜禁》谓："夫天之生物，五味备焉，食之以调五脏，过则生疾。故《经》云：阴之所生，本在五味。阴之五宫，伤在五味。又曰：五味入胃，各随其所喜。故酸先入肝，辛先入肺，苦先入心，甘先入脾，咸先入肾，久而增气，气增而久，夭之由也。又云：酸走筋，辛走气，苦走骨，咸走血，甘走肉。五味者，口嗜而欲食之，必自裁制，勿使过焉。至于五谷为养，五果为助，五畜为益，五菜为充，气味合而食之，补精益气。倘用之不时，食之不节，犹或生疾，况药乃攻邪之物，无病而可服乎。"

洁古老人云："无病服药，无事生事。此诚不易之论。人之养身，幸五脏之安泰，六腑之和平，谨于摄生，春夏奉以生长之道，秋冬奉以收藏之理，饮食之有节，起居而有常，少思寡欲，恬淡虚无，精神内守，此无病之时，不药之药也。噫，彼数人者，既往不咎矣，后人当以此为龟鉴哉。"

5. 阴盛阳虚不宜下辨

楼英指出："《外台秘要》云：表病里和，汗之则愈，下之则死。"

《医学纲目·卷之九·用药宜禁》曰："阴盛阳虚，汗之则愈，下之则死，此言邪气在表之时也。夫寒邪属阴，身之外皆属阳，各脏腑之经络亦属阳也。盖阳气为卫，卫气者所以温肌肉，充皮毛，肥腠理，司开阖，此皆卫外而为固也。或烦劳过度，阳气内损，不能为固，阳为之虚。阳虚者阴必凑之，故阴得以胜，邪气胜则实，阴盛阳虚者此也。阴邪既胜，腠理致密，阳气伏郁，不得通畅，所以发热恶寒，头项痛，腰脊强，应解散。而药用麻黄者，本草云：轻可去实，葛根、麻黄之属是也。盖麻黄能退寒邪，使阳气伸越作汗而解。故曰：阴盛阳虚，汗之则愈。里气和平而反下之，中气既虚，表邪乘虚而入，由是变症百出，故曰下之则死。"

6. 阳盛阴虚不宜汗辨

楼英指出："《外台秘要》云：表和里病，下之则愈，汗之则死。"

《医学纲目》曰："阳盛阴虚，下之则愈，汗之则死，此言邪气在里之时也。夫寒邪始伤于表，不解而渐传入于里，变而为热。人之身在里者为阴，华佗云：一日在皮，二日在肤，三日在肌，四日在胸，五日在腹，六日入胃。入胃谓之入腑也，腑之为言聚也，若府库而聚物焉，又为水谷之海，营卫之源。邪气入于胃而不复传流水谷，水谷不消去，郁而为实也，此阳盛阴虚者此也。故潮热引饮，腹满而喘，手足漐漐縶汗出，大便难而谵语，宜大承气汤下之则愈。潮热者实也，此外已解，可攻其里，而反汗之，表无阴邪，汗又助阳，阳实而又补表，表里俱热，不死何待。"

7. 汗多亡阳

楼英指出："《金匮要略》云：不当汗而妄汗之，夺其津液，枯槁而死。"

齐大兄汗多亡阳案

齐大兄冬月因感寒邪，头项强，身体痛，自用酒服灵砂丹四五粒，遂大汗出，汗后身轻。至夜，前病复来，以前药复汗，其病不愈。复以通圣散发汗，病添，身体沉重，足胫冷而恶寒。是日方命医，医者不究前治，又以五积散汗之，翌日身重如石，不能反侧，足胻如冰，冷及腰背，头汗如贯珠，出而不流，心胸燥热，烦乱不安，喜饮西瓜、梨、柿、冰水之物，常置左右。病至于此，命予治之，诊得六脉如蛛丝，微微欲绝，予以死决之。主家曰：得汗多矣，焉能为害。予曰：夫寒邪中人者，阳气不足之所致也，而感之有轻重，治之者岂可失其宜哉。仲景云：阴盛阳虚，汗之则愈。汗者助阳退阴之意也。且寒邪不能自汗，必待阳气泄，乃能出也。今以时月论之，大法夏月宜汗，然亦以太过为戒，况冬三月闭藏之时，无扰乎阳，无泄皮肤，使气亟夺，为养藏之道也，逆之则少阴不藏，此冬气之应也。凡有触冒，宜微汗之，以平为期，邪退乃已。急当衣暖衣，居密室，服实表补卫气之剂，虽有寒邪，弗能为害，此从权之治也。今非时而大发其汗，乃谓之逆。故仲景有云：一逆尚引日，再逆促命期。今本伤而并汗，汗而复伤，伤而复汗，汗出数四，使气亟夺，卫气无守，阳泄于外，阴乘于内，故经云：独阳不生，独阴不长，不死何待，虽卢扁亦不能治也。是日至夜将半，项强身体不仁，手足搐急，爪甲青而死矣。(《医学纲目·卷之九·用药宜禁》)

8. 下多亡阴

楼英指出："《金匮要略》云：不当下而强下之，令人开肠洞泄，便溺不禁而死。此之谓也。"

真定赵客下多亡阴案

真定赵客，乙丑岁六月间，客于他方，因乘困伤湿面，心下痞满，燥热时作，卧不得安，遂宿于寺中，僧妄以大毒食药数丸，下十余行，心痞稍减。越日困睡，为盗劫其财货，心有所动，遂燥热而渴，饮冷水一大瓯，是夜脐腹胀痛。僧再以前药，复下十余行，病加困笃，四肢无力，燥热身不停衣，喜饮冷水，米谷不化，痢下如烂鱼肠脑，赤水相杂，全不思食，强食则呕，痞甚于前，噫气不绝，足胻冷，少腹不任其痛。请予治之，诊其脉浮数八九至，按之空虚。予溯流而寻源，盖暑天之热，已伤正气，又以有毒大热之剂下之，一下之后，其所伤之物已去而无遗矣。遗巴豆之气，流毒于肠胃之间，使呕逆而不能食，胃气转伤而然；及下脓血无度，大肉陷下，皮毛枯槁，脾气弱而衰也。舌上赤涩，咽干津液不足，下多亡阴之所致也。阴既亡，心火独旺，故心胸燥热，烦乱不安。经曰：独阳不生，独阴不长，夭之由也。遂辞而退。后易他医，医至不审其脉，不究其源，惟见痞满，以枳壳丸下之，病添喘满，痢下不禁而死。《金匮要略》云：不当下而强下之，令人开肠洞泄，便溺不禁而死。此之谓也。夫圣人治病，用药有法，不可少越。《内经》曰：大毒治病，十去其六；小毒治病，十去其七；常毒治病，十去其八；无毒治病，十去其九。复以谷肉果菜，食养尽之，无使过之，过则伤其正矣。《记》有之云：医不三世，不服其药。

盖慎之至也。彼僧非医流，妄以大毒之剂下之太过，数日之间，使人殒身丧命，用药之失，其祸若此。病之择医，可不谨乎，戒之戒之。(《医学纲目·卷之九·用药宜禁》)

9. 方成勿约之失

楼英在临床上用药推崇罗谦甫"制方必须有约"的制方原则，也就是制方一定要恰当，要考虑到药物的副作用及药物的反作用。如果用药不当，就会耗气伤神，造成严重后果。

伶人李人爱大儿服药失约案

丁巳冬十一月，予从军回至汴梁，有伶人李人爱谓予曰：大儿自今岁七月间，因劳役渴饮凉茶，及食冷饭，觉心下痞。请医治之，医投药一服，下痢两行，其症遂减。不数日，又伤冷物，心腹复痞满，呕吐恶心，饮食无味，且不饮食，四肢困倦，懒于言语，复请前医诊视，曰：此病易为，更利几行即快矣。遂以无忧散对加牵牛末，白汤服，至夕腹中雷鸣而作阵痛，少焉既吐又泻，烦渴不止，饮食无度，不复能禁，时发昏愦。再命前医视之，诊其脉不能措手而退。顷之冷汗如洗，口鼻气渐冷而卒矣。(《医学纲目·卷之九·用药宜禁》)

按语： 此案属劳倦夹食滞，治疗应先疏导以去食积，而后补中固元，使邪去而正复。但医者没有考虑患者正气已虚，专以攻邪为主，导致元气暴脱。该患治疗失败的原因就是方成弗约。楼英在用药宜禁中辑录此案，意在告诫后人临床用药如果无所顾忌，则往往耗气伤神，造成严重后果。

10. 脱营忌泻

脱营，是指因情志所伤而成的一种虚劳证。"《疏五过论》云：常贵后贱，虽不中邪，病从内生，名曰脱营"(《医学纲目·卷之九·用药宜禁》)。患此病症的病人，医生在诊断疾病之前，必须先询问病人的生活情况，如果病人以前地位高贵而以后失势，往往有屈辱感，情绪抑郁，虽然没有遭受外界邪气的侵袭，疾病也会从身体内部产生，这种疾病即称为"脱营"。楼英主张"脱营忌泻"。

镇阳一士人脱营案

镇阳一士人，躯干魁梧，而意气豪雄，喜交游而有四方之志，年逾三旬，已入仕至五品，出入从骑塞途，姬侍满前，饮食起居，无不如意。不三年，以事罢去。心思郁结，忧虑不已，以致饮食无味，精神日减，肌肤渐至瘦弱。无如之何，遂耽嗜于酒，久而中满。始求医，医不审得病之情，辄以丸药五粒，温水送，下二十余行。时值初秋，暑热犹盛，因而烦渴，饮冷过多，遂成肠鸣腹痛而为痢疾，有如鱼脑，以至困笃。命予治之，诊其脉乍大乍小，其症反复闷乱，兀兀欲吐，叹息不绝。予料曰：此病难治。启玄子云：神屈故也。以其贵之尊荣，贱之屈辱，心怀慕恋，志结忧惶，虽不中邪，病从内生，血脉虚减，名曰脱营。或曰：愿闻其理，《黄帝针经》有曰：宗气之道，内谷为主，谷入于胃，乃传入于脉，流溢于中，布散于外，精专者行于经隧，周而复始，常营无已，是为天地之纪。故气始从手太阴起，注于阳明，传流而终于足厥阴，循腹里，入缺盆，下注肺中，于是复注手太阴，此营气之所行也。故昼夜气行五十营，漏水下百刻，凡一万三千五百息。所谓交通者，并行一数也，故五十营备得尽天地之寿矣。今病者始乐后苦，皆伤精气，精气竭绝，形体毁阻，暴喜伤阳，暴怒伤阴，喜怒不能自节。盖心为君主，神明出焉，肺为辅相，主行营卫，制节由之。主贪人欲，天理不明，则十二官相使各失所司，使道闭塞而不通，由是则经营之气脱去，不能灌溉周身，百脉失其天度，形乃大伤，以此养生则殃，何疑之有。(《医学纲目·卷之九·用药宜禁》)

11. 泻火伤胃

血证自古以来就是难治之证，前人在血证治疗中积累了丰富的经验。楼英辑录罗谦甫泻火伤胃案，意在强调临证用药慎用苦寒，恐伤脾胃。

泻火伤胃案

经厉晋才卿膏粱而饮，至春病衄。医曰：诸见血为热，以清凉饮子投之即止。越数日，其疾复作。医又曰：药不胜病故也。遂投黄连解毒汤。既而或止，止而复作。易医数四，皆用苦寒之剂，俱欲胜其热，然终不愈。而饮食起居，浸不及初，肌寒而时躁，言语无声，口气臭秽，如冷风然，其衄之余波则未绝也。（《医学纲目·卷之九·用药宜禁》）

该案中错误地使用了清凉饮子、黄连解毒汤寒凉之剂。有人提出疑问："诸见血者热，衄热也，热而寒之理也，今不惟不愈，而反害之，何哉？"罗谦甫曰："《内经》曰：五脏以平为期。又云：下工绝气，不可不慎。彼惟知见血为热，而以苦寒攻之，抑不知苦寒能泻脾胃。夫脾胃土也，乃人身之所以为本者也，今火为病而泻其土，火固未尝除，而土已病矣。土病则胃虚，胃虚则荣气不能滋荣百脉，元气不循天度，气随阴化而变无声与肌寒也。噫，粗工嘻嘻，以为可治，言热未已，寒病复起，此之谓也。"在临证用药时，应当了解苦寒之药最易伤中，胃气伤则化源告竭，脾气伤则统血无权，血不归经，病必不除。

12. 下工绝气危生

楼英指出："《灵枢经》曰：形气不足，病气不足，此阴阳俱不足也，不可泻之，泻之则重不足，重不足则阴阳俱竭，血气皆尽，五脏空虚，筋骨髓枯，老者绝灭，少者不复矣。又曰：上工平气，中工乱脉，下工绝气危生。"重在说明形气与病气不足的意义，以及误治的后果。如果形气不足、病气不足之人误用泻法，就会导致虚上加虚，终致内外阴阳衰竭，血气耗尽，五脏精气空虚，筋骨痿弱、骨髓枯涸。老年人精气已衰，就会因此由衰而绝，甚至于死亡；壮年人精气充足者，也会因此耗损严重而难以恢复。

下工绝气危生案

丁巳予从军至开州，夏月有千户高国用谓予曰：父亲年七十有三，于去岁七月间，因内伤饮食，又值霖雨，泻痢暴下数行，医以药止之。不数日，又伤又泻，止而复伤，伤而复泻。至十月间，肢体瘦弱，四肢倦怠，饮食减少，腹痛肠鸣。又以李医治之，处以养脏汤，治之数日，泄止，后添呕吐。又易以王医，用丁香、人参、藿香、橘红、甘草同为细末，生姜煎，数服而呕吐止。延至今正月间，饮食不进，扶而后起。又数日不见大便。予问医曰：父亲不见大便，何以治之？医曰：老官人年过七旬，血气俱衰弱，又况泻痢半载，脾胃久虚，津液耗少，以麻仁丸润之可也。众亲商议，一亲曰：冯村牛山人见证不疑，有果决，遂请治之。诊其脉，问其病，曰：此是风结也，以搜风丸百余丸服之，利数行而死。予悔恨不已，敢以为问？予曰：人以水谷为本，今高年老人久泻，胃中津液耗少，又重泻之，神将何依？（《医学纲目·卷之九·用药宜禁》）

13. 用药无据反为气贼

《医学纲目·卷之九·用药宜禁》曰："《内经》曰：用药无据，反为气贼，圣人戒之。"楼英主张，无根据乱用药物，会对身体造成极大伤害，临证须戒之。《医学纲目·卷之九·用药宜禁》曰："一日，姚雪斋举许先生之言曰：富贵有二事，反不如贫贱，有过恶不能匡救，有病不能医疗。"楼英以"李仲宽乱服药，终身不救案"及"萧氏贫困，恬淡自如案"二则医案为例，告诫医生在临床上要详于辨证，切忌乱投药物。

李仲宽乱服药，终身不救案

北京按察书吏李仲宽，年五旬，至元己巳春，患风症，半身不遂，麻痹，言语蹇涩，精神昏愦。一友处一法，用大黄半斤，黑豆三升，水一斗，同煮豆熟，去大黄，新汲水淘净，每日服二三合。则风热自去。服之过半，又一友云，用通圣散、四物汤、黄连解毒汤相合服之，其效尤速。服月余，精神愈困。遂还真定，归家养病，亲旧献方无数，不能悉录，又增暗哑不能言，气冷手足寒。命予诊视，细询前由，尽得其说。予诊之，六脉如蛛丝细。予谓之曰：夫病有表里虚实寒热不等，药有君臣佐使大小奇偶之制，君所服药无考凭，故病愈甚。今已无救，君自取耳。未几而死。(《医学纲目·卷之九·用药宜禁》)

萧氏贫困，恬淡自如案

有吏曹通甫妻萧氏，年六旬有余，孤寒无依，春月忽患风疾，半身不遂，言语塞涩，精神昏愦，口眼㖞斜，与李仲宽症同。予刺十二经井穴接其经络，不通。又灸肩井、曲池，详病时月处药，服之减半。予曰：不须服药，病将自愈。明年春，在张子敬郎中家，见其行步如旧。予叹曰：夫人病痉，得不乱服药之故。(《医学纲目·卷之九·用药宜禁》)

按语： 楼英在临证中强调医者一定要深谙脉理，详于辨证，熟悉表、里、寒、热、虚、实的不同，掌握药物的四气五味及君臣佐使的配伍原则。切戒用药无据，反为气贼。楼英辑录上述轻视辨证，错误用药的二则医案以证之。

14. 戒妄下

楼英指出："《内经》曰：诛罚无过，是谓大惑。"主张临证戒妄下。并以"真定钞库官李提举妄下案"证明妄下带来的危害。

真定钞库官李提举妄下案

真定钞库官李提举，年逾四旬，体干魁梧，肌肉丰盛，有僚友师君告之曰：肥人多风证，今君如此，恐后致中风，搜风丸其药推陈致新化痰，宜服之。李从其言：遂合一料，每日服之，至夜下五行，如是半月，觉气短而促。至月余，添怠惰嗜卧，便白脓，小便不禁，足至膝冷，腰背沉痛，饮食无味，仍不欲食，心胸痞满，时有燥热，健忘恍惚不安。凡三易医，皆无效，因陈其由，请予治之。予曰，孙真人云：药势有所偏助，令人脏气不平。药本攻疾，无疾不可饵。平人谷入于胃，脉道乃行，水入于经，其血乃成，水去则荣散，谷消则卫亡，荣散卫亡，神无所依。君本身体康强，五脏安泰。妄以小毒之剂日下数行，初服一日，且推陈矣。陈积已去，又何推焉？今饮食不为肌肤，水谷不能运化精微，灌溉五脏六腑，周身百脉，神将何依？故气短而促者，真气损也。怠惰嗜卧者，脾气衰也。小便不禁者，膀胱不藏也。便下脓血者，胃气下脱也。足胫寒而逆者，阳气微也。时有燥热，心下虚痞者，胃气不能上营也。恍惚健忘者，神明乱也。《金匮》云：不当下而强下之，令人开肠洞泄，便溺不禁而死。前证所生，非天也，君自取之。治虽粗安，促命期矣。李闻之惊恐，汗浃于背，起谓予曰：妄下之过，悔将何及！虽然，君当尽心救其失。予以为病势过半，病将难瘥，固辞而退。至秋，疾甚，医以夺命散下之，燥热喘满而死。《内经》曰：诛罚无过，是谓大惑。如李君者，盖《内经》所谓大惑之人也。卫生君子，可不戒哉。(《医学纲目·卷之九·用药宜禁》)

按语：本案说明妄下对人体的损害。人体健康无病，气血畅通，五脏安泰，六腑和平，当谨于摄生。无病之时，不可妄自用药。

四、妇人病临证经验

（一）妇科病三期分治

楼英在《医学纲目·卷之三十四·妇人治法通论》中，辑录了刘完素的妇科病三期分治法。刘完素提出："妇人童幼天癸未行之间，皆属少阴；天癸既行，皆属厥阴；天癸既绝，乃属太阴经也"。刘完素的这一理论，是根据妇女整个生理变化过程而提出的相应治疗原则，是当时妇产科一种崭新的思维方式，受到楼英的推崇。楼英总结提炼刘完素妇科病三期分治法并进一步发挥，对妇人病根据生长发育情况不同，分别从肾、肝、脾进行论治。

1. 童幼时期

此期相当于青春发育期，也就是《内经》所谓"二七"。这一时期肾气尚未全盛，机体发育，尤其是生殖机能发育未达到完善。因肾气的盛衰是人体生长发育的根本，故楼英在《医学纲目·卷之三十四·妇人治法通论》中强调童幼女子应以治肾为要，也就是"皆属少阴"之意。

2. 天癸既行时期

此期相当于《内经》所谓"三七"至"五七"之间。此时，肾气全盛，癸水充沛，五脏皆盛，冲任通盛，则月事应时，孕育能力旺盛。这一时期的妇女，由于劳累则容易出现情志过激，又由于"五脏皆盛"，而肝性属木，则更易升易动。一旦情志急剧变化，易使肝失疏泄，发生气结、气滞、气逆、气乱等病变。因此，楼英在《医学纲目·卷之三十四·妇人治法通论》中强调天癸既行时期，妇人病应以调肝为要，也就是"皆属厥阴"之意。

3. 天癸既绝，老年将至

此期相当于《内经》所谓"六七""七七"前后。此时肾中精气衰减，天癸即将耗尽，月经因而紊乱，直至癸水涸竭则"地道不通"，丧失生育能力，五脏功能也随之渐衰。此时人体完全依赖后天水谷滋养，若脾胃气虚，则气血生化乏源，极易为内外之邪所凑而发病。所以，楼英在《医学纲目·卷之三十四·妇人治法通论》中强调天癸既绝妇女以健脾为主，也就是"乃属太阴经"之意。

（二）胎产病治疗三禁

楼英认为，治胎产病应从厥阴开始，因为它是人体祖气生化之原。而厥阴与少阳相表里，故在治疗时就要把握无犯胃气，及上二焦的原则，为三禁，即不可汗，不可下，不可利小便。若发汗者，同伤寒下早之症；利大便，则脉数而已动于脾；利小便，则内亡津液，胃中枯燥。

（三）四物汤适时加减

中医古籍历来将四物汤称为女科第一方，前人以四物汤加减治妇人杂病、胎前病、产后病。同时指出，在应用四物汤时要顺应四时气候变化，适当调整药量。春倍川芎，夏倍芍药，秋倍地黄，冬倍当归。楼英在此基础上，进一步补充发挥：春见脉弦，头痛，倍川芎；夏见脉洪，泄，倍芍药；秋见脉涩，血虚，倍地黄；冬见脉沉，寒而不食，倍当归。"凡妇人百病，只四物汤加吴茱萸煎。若阳藏少使茱萸，阴藏多使茱萸，无不效者"。（《医学纲目·卷之三十四·妇人治法通论》）

（四）月经病诊治

关于月经病，楼英强调诊断要细察症状，鉴别异同，如经色紫黑为热，经水淡为虚，经多为虚热，将行时痛为滞，经后痛为虚，经成块为滞，经不及期者为血热，经过期者为血少等。

1. 月经病以调整气血为先

楼英治疗月经病以调整气血为先，尤其推崇朱丹溪《格致余论·经水或紫或黑论》。朱丹溪在《格致余论·经水或紫或黑论》中指出："经水者，阴血也。阴必从阳，故其色红，禀火色也。"然而气与血又是相互为用，密不可分的。朱丹溪进一步阐述："血为气之配，气热则热，气寒则寒，气升则升，气降则降，气凝则凝，气滞则滞，气清则清，气浊则浊。"因此，月经病常常反映为气血的寒、热、虚、实、瘀滞。朱丹溪具体对其进行了分类："往往见有成块者，气之凝也。将行而痛者，气之滞也。来后作痛者，气血俱虚也。色淡者，亦虚也，而有水混之也。错经妄行者，气之乱也。紫者，气之热也。黑者，热之甚也。"

2. 月经病属热者为多

楼英力图纠正世人对经色紫黑治疗的错误认识，引朱丹溪《格致余论·经水或紫或黑论》"今人但见其紫者、黑者、作痛者、成块者，率指为风冷，而行温热之剂，则祸不旋踵矣"，提出月经病属热者为多。

3. 经水或前或后属阴阳相乘

楼英《医学纲目》引《普济本事方》认为，经水或前或后属阴阳相乘。

"《本》曰：治妇人病，多是月经乍多乍少，或前或后，时发疼痛，医者一例呼为经病，不曾说是阴胜阳，是阳胜阴，所以服药少效。盖阴气乘阳，则胞寒气冷，血不运行，经所谓天寒地冻，水凝成冰，故令乍少而在月后。若阳气乘阴，则血流散溢，经所谓天暑地热，经水沸溢，故令乍多而在月前。当别其阴阳，调其血气，使不相乘，以平为期。宜紫石英丸"。(《医学纲目·卷之三十四·调经》)

4. 天癸过期宜当归散

楼英认为，治妇人天癸已过期，经脉不匀，或三四月不行，或一月再至，腰腹疼痛，宜用当归散。《医学纲目·卷之三十四·调经》曰："《素问》云：七损八益。谓女子七数尽，而经不依时者，血有余也。不可止之，但令得依时不腰痛为善。宜此当归散。"

5. 经闭不行属三焦热结

李东垣言"经闭不行有三"，补前人之缺。关于经闭，楼英辑录李东垣之论。楼英在《医学纲目·卷之三十四·调经》中阐明"经闭不行有三"："中焦胃热结也，下焦胞脉热结也，上焦心肝肺热结也。"同时认为："东垣、洁古治血枯之法，皆主于补血泻火也。补血者，四物之类。泻火者，东垣分上中下，故火在中则善食消渴，治以调胃承气之类；火在下则大小秘涩，治以玉烛之类，玉烛者，四物与调胃承气等分也；火在上则得于劳心，治以芩、连及三和之类，三和者，四物、凉膈、当归等分也。洁古先服降心火之剂者，盖亦芩、连、三和、玉烛之类，后服五补、卫生者，亦补气之剂也。"

（五）血崩诊治

血崩责之于气、痰。朱丹溪认为，血崩之证，痰气污血宜行之，宜用开痰、行滞气、消污血。李东垣认为，脾胃虚者补之，气陷者升举之。楼英在前贤认识的基础上进一步发挥，"大举大升之剂治崩，脉沉弦而洪，或沉细而数者，皆胃气下陷也。或崩而又久泻者，亦胃气下陷也。故举之升之，其病愈也"。虚夹积滞者，则补中去积。

（六）带下病诊治

楼英治带下，从痰治，以燥湿为先。妇人因七情内伤，或下元虚惫，使气血不能冲和，进而影响脾的运化功能，致水液停聚，"脾湿动而生痰"，"痰湿下注则成带下"。他的这一观点与朱丹溪治带下病之论述吻合。朱丹溪云："带下，赤属血，白属气……漏与带俱是胃中痰积流下，渗入膀胱。"因此，对带下病从痰论治。又痰与气每互相影响，气结则生痰，痰凝又阻气，故朱丹溪治痰必理气，用二陈汤统治一身之痰。然而，"治痰法，实脾土，燥脾湿，是治其本"，故朱丹溪又言："带下……主治燥湿为先。"临证多以二陈汤加苍术、白术为主治之。二陈汤理气化痰，苍术、白术健脾燥湿，均要"临机应变"。

（七）胎前诸证调经为先

楼英在《医学纲目·卷三十五·胎前症》中指出："胎前之道，始于求子。求子之法，莫先调经。"楼英在临证时发现，不孕症的妇女大多月经不调。其云："每见妇人之无子者，其经必或前或后，或多或少，或将行作痛，或行后作痛，或紫，或黑，或淡，或凝而不调，不调则血气乖争，不能成孕矣。"楼英详细分析了月经不调的原因："详夫不调之由，其或前或后，及行后作痛者，虚也。其少而淡者，血虚也。多者，气虚也。其将行作痛，及凝块不散者，滞也。紫黑色者，滞而夹热也。"于是确立治疗不孕症的方法："血虚者四物，气虚者四物加参、芪，滞者香附、缩砂、木香、槟榔、桃仁、玄胡，滞久而沉痼者吐之下之，脉证热者四物加芩、连，脉证寒者四物加桂、附及紫石英之类是也。直至积去、滞行、虚回，然后血气和平，能孕子也。"又曰："予每治经不调者，只一味香附末，醋为丸服之，亦百发百中也。"

（八）男女之分，乾元已定

在《医学纲目·卷三十五·胎前症·受胎》中，楼英援引丹溪之论，客观地肯定了"男女之分，乾元已定"，同时指出"男受胎在左，女在右"之论的错误。

楼英认为："丹溪此论，极造精微，发前人之未发。是知男女之分，已定于万物资始乾元之际，阴阳交媾之时。昧者不寤是理，妄有转女为男之法，惑矣。夫万物皆资始于乾元，独男女之分，不资始于乾元乎？"亦指出："丹溪云：男受胎在左子宫，女受胎在右子宫……丹溪以左大顺男右大顺女，为医人之左右手，盖智者之一失也。"楼英尊古而不泥古，灵活思变的思维方式，值得后人借鉴。

（九）恶阻治疗用绝之之法

《医学纲目·卷之三十五·胎前症·恶阻》引张仲景《金匮要略》"妇人得平脉，阴脉小弱，其人渴不能食，无寒热，名妊娠，桂枝汤主之。于法六十日当有此证，设有医治逆者，却一月。加吐下者，则绝之"。可以看出，张仲景对轻证的恶阻，采用药物调理，达到抑止的效果，从而令孕妇口味正常。如果治疗得当的话，停药后孕妇就可恢复正常饮食，防治恶阻病的进一步发展。楼英在此基础上，提出对"绝之"的理解。楼英认为："以上绝之者，谓绝止医治，候其自安也。予常治一二妇阻病吐，愈治愈逆，因思此仲景绝之之旨，遂停药，月余自安，真大哉圣贤之言也。"楼英对于恶阻的治疗，就是停止用药，候其月余，恶阻自然痊愈。

（十）临产发挥杨子建"十产论"

宋代杨子建著《十产论》一书，详细叙述了横产、倒产、坐产、碍产等各种难产形式和助产方法。"十产"即一曰正产，二曰伤产，三曰催产，四曰冻产，五曰热产，六曰横产，七曰倒产，八曰偏产，九曰碍产，十曰盘肠产。《十产论》除叙明正产外，还较详细地论述了各种难产（异常分娩）的病因、症状和助产方法。《十产论》对各种难产的论述切合实际，且具有较高科学水平。楼英在此基础上，对伤产、碍产进行了发挥。

1. 论杨子建伤产法

楼英对《十产论》中提到的"伤产"极为重视。《医学纲目·卷之三十五·胎前症·临产坐草法》谓："伤产一法，最为切要，慎勿轻忽也。"楼英指出"弄痛"不是分娩的证候，应予安胎，候其足月，方能转危为安。《医学纲目·卷之三十五·胎前症·临产坐草法》谓："凡十月未足，临产腹痛，或作或止，或痛不甚者，名曰弄痛，非正产之候。或腹虽痛甚而腰不甚者，非正产之候。胎高未陷下者，非正产之候。谷道未挺进者，非正产之候。水浆未破血未出者，非正产之候。浆血虽出而腹不痛者，非正产之候。凡未有正产候，且令扶行熟忍，如行不得，或凭物坐之，或安卧之，或服安胎药一二服得安即止，慎勿妄服催生药饵。仓皇致令产母忧恐而挫其志，务要产母宽心存养调停，亦令坐婆先说解谕之。如觉心中烦闷，可取白蜜一匙，新汲水调下，切勿妄乱用力，先困其母。直待子逼门户，腰重痛极，眼中如火，谷道挺进时，是正产候，方可用力，并服催生药也。予男妇于未产一月以前，腰腹俱痛，全似将产，其痛至甚，但遇巳牌稍止。如此者将十余日，计无所出，因阅此条遂与安胎药，加参、术数服，间与肉味养之，由是平复不痛。又二十余日，始产一男。是时若妄动乱用力，并服催生等药，立见危亡矣。"

2. 论杨子建横产、倒产、偏产、碍产四法

楼英对《十产论》中提到的难产治疗手法，提出了独到的见解。他指出，如果不是妙手高人，在临床上不能依据《十产论》之手法来处理妇人难产。《医学纲目·卷之三十五·胎前症·临产坐草法》谓："横产、倒产、偏产、碍产四法，若看生之人非精良妙手，不可依用此法，恐恣其愚以伤人命也。按倒产者，今世往往随其倒足生下，并无后患，子母双全，不必

依推足上之法亦可。又碍产者，往往肚带有缠在儿顶上，而儿头自出在产门外，看生之人，以手拨其肚带，从儿头顶过而下之者，又有肚带缠在顶上一匝，而儿与胞衣自然同下者，皆无妨。不必以此碍产法入产门里拨下之也。"

（十一）方中药物采用炒炭法和煅制的较多

由于妇科临床的需要，楼英妇产科方中药物采用炒炭法和煅制的也较多。

（十二）妇科医案举隅

关于妇人病的调治，楼英主要借鉴朱丹溪、张子和、李东垣、王海藏等医家的治疗方法，并在《医学纲目》中收录他们的妇科医案36例。

1. 调经

楼英治疗月经病，主要推崇朱丹溪的辨证治疗方法。

（1）经色紫黑为热

永康胡八娘子二十岁月经不调案

永康胡八娘子二十岁，二月经事不来，忽行小腹痛，有块，血紫色。

白芍药　白术　陈皮各半两　黄芩　川芎　木通各二钱　甘草些炙（《医学纲目·卷之三十四·调经》）

按语： 本案亦载于《女科证治准绳》。朱丹溪认为，月经诸病属热者居多，经色紫黑多为热。

朱丹溪治何孺人月经不调案

何孺人，气滞血涩，脉不涩，经不调，或前或后，紫色，日苦两大腿外臁麻木，有时痒，生疮，大便秘滞。

麻子仁　桃仁　芍药各二两　枳壳　白术　归头　威灵仙　诃子肉　生地　陈皮各五钱　大黄煅，七钱

各为末，粥丸如桐子大。白汤下五六十丸。（《医学纲目·卷之三十四·调经》）

按语：本案亦载于《女科证治准绳》。该案月经色紫黑属于热。

（2）经水淡为虚

朱丹溪治楼妇人月经多色淡案

楼妇人，年四十八。因有白带，口渴，月经多，初血黑色，后来血淡，倦怠食少，脐上急。

白术一钱半　红花豆许　陈皮一钱　木通　黄芩各五分　缩砂　甘草炙，各三分　枳壳五分　白芍药一钱

上煎汤，下保和丸三十丸、抑青丸二十丸。（《医学纲目·卷之三十四·调经》）

按语：本案亦载于《女科证治准绳》。朱丹溪认为，月经病经水淡为虚。

（3）经多为虚

朱丹溪治一妇人经多案

一妇人，脉弦而大，不数。形肥，初夏时倦怠，月经来时多。此禀受弱，气不足摄血，故行多。

白术一钱半　黄芪生　陈皮各一钱　人参五分　甘草三钱，炙（《医学纲目·卷之三十四·调经》）

按语：本案亦载于《女科证治准绳》。该案女子月经经多为虚。

（4）将行时痛为滞

朱丹溪治周壁妇人四十余痛经案

周壁妇人四十余，月经不调，行时腹疼，行后又有三四日淋沥皆秽水，口渴面黄，倦怠无力。

白术一两　归身尾六钱　陈皮七钱　黄连三钱　木通　黄芪生　黄芩各二钱　甘草一钱，炙

分八帖，下五灵脂丸四十粒，食前服。（《医学纲目·卷之三十四·调经》）

按语：本案亦载于《名医类案》。该案治疗用药特点是汤丸并用，标本兼顾。妇人月经将行时痛多为滞，故治疗时既清热利湿，又化瘀止痛，祛邪不伤正，扶正不留邪。

朱丹溪治仁十三孺人月经不调案

仁十三孺人，月经不匀，血紫色，来作痛，倦怠恶寒，为人性急。

青皮五钱　川芎　黄芩　牡丹皮　茯苓三钱　干姜一钱　甘草五分，炙

分二帖，水煎服。(《医学纲目·卷之三十四·调经》)

按语：本案亦载于《名医类案》，妇人月经将行时痛多为滞。

朱丹溪治一妇人二十岁月经不调案

一妇人二十岁，月经不匀，来时先呵欠，腹隐疼，血紫色，食少无力。

白术四钱　黄连　陈皮各二钱半　牡丹皮二钱　木通　黄芩　人参　茱萸

一钱半　甘草五分，炙

分四帖，水二盏，煎取小盏，食前服。(《医学纲目·卷之三十四·调经》)

按语：本案亦载于《名医类案》，妇人月经将行时痛多为滞。

李东垣治妇人年三十岁月经不调案

治妇人年三十岁，临经预先脐腰痛，甚则腹中亦痛，经缩二三日。

柴胡一钱半　羌活一钱　丁香四分　全蝎一个，洗　当归身一钱　生地一分

上都作一服，水四盏，煎至一盏，去渣，稍热，食前服。(《医学纲目·卷之三十四·调经》)

按语：本案亦载于《名医类案》《女科证治准绳》等医籍。

朱丹溪治一妇人三十岁月经不调案

一妇人三十岁，每因浴后，必用冷水淋通身，又尝大惊，遂患经来时必先少腹大痛，口吐涎水，然后经行。行后又吐水二日，其痛直至六七日经水止时方住，百药不效。予诊其脉，寸滑大而弦，关尺皆弦大而急，尺小于关，关小于寸，所谓前大后小也。遂用香附三两，半夏二两，茯苓、

黄芩各一两半，枳实、玄胡、牡丹皮、人参、当归、白术、桃仁各一两，黄连七钱，川楝、远志、甘草各半两，桂三钱，茱萸一钱半，分十五帖，水煎。入生姜汁两蚬壳，热服。后用热汤洗浴，得微汗乃已。忌当风坐卧，手足见水，并吃生冷。服三十帖痊愈。半年后，又因惊忧，前病复举，腰腹时痛，小便淋痛，心惕惕跳惊悸。予意其表已解，病独在里。先与灸少冲、劳宫、昆仑、三阴交，止悸定痛。次用桃仁承气大下之，下后用香附三两，蓬术、当归身各一两半，三棱、玄胡索、桂、大黄、青皮俱醋制，青木香、茴香、滑石、木通、桃仁各一两，乌药、甘草、缩砂、槟榔、苦楝肉各半两，木香、吴茱萸各二钱，分作二十帖，入新取牛膝湿者二钱，生姜五片，用荷叶汤煎服。服讫渐安。（《医学纲目·卷之三十四·调经》）

按语： 本案亦载于《女科证治准绳》。

（5）经后痛为虚中有热

朱丹溪治新荷姐月经不调案

新荷姐，头痛口干，经行后身痛，腰甚痛。

生地　白术　芍药各一钱　芎䓖　归身尾各五分　黄柏炒　甘草炙，各三分水、少酒，煎服。（《医学纲目·卷之三十四·调经》）

按语： 本案亦载于《女科证治准绳》。妇人经后痛为虚中有热。

2. 经闭

朱丹溪治杨村妇人经闭案

杨村妇人，年二十余，两年经闭，食少，乏力。

黄连二两　白术一钱半　陈皮　滑石各一钱　黄芩半两　木通三分　桃仁十二个　甘草炙些（《医学纲目·卷之三十四·调经·经闭》）

按语： 本案亦载于《女科证治准绳》。楼英认为，丹溪治痰结胸腹而经闭之法，皆用轻剂导痰降火，其理论依据源自《内经》。"《经》云：气上迫肺，则心气不得下通，故月事不来。今用连、朴之类导痰降火，使不上迫于肺，故心气下通而月事来也"。楼英依此法在临证中收到非常好的效果。

楼英治陈氏妇经闭案

予尝体丹溪之意，治陈氏妇，二十余岁，形肥痞塞不食，每日卧至未牌，吃一盏薄粥，吃粥后必吐水半碗，仍复卧，经不通三月矣。前番曾暗通黑色，脉之辰时寸关滑，皆有力，午后关滑寸不滑。询之因乘怒饮食而然。遂以白术一两半，厚朴、黄连、枳实各一两，半夏、茯苓、陈皮、山楂、人参、滑石各八钱，缩砂、香附、桃仁各半两，红花二钱，分作十帖，每日服一帖，各入姜汁二蚬壳。间三日以神佑丸、神秘沉香丸微下之，至十二日吐止，食渐进，四十日平复如故。（《医学纲目·卷之三十四·调经·经闭》）

按语：此案系楼英依据《内经》理论，体验朱丹溪以轻剂导痰降火治疗经闭的案例。

楼英治汪氏妇经闭案

汪氏妇，五十余，形瘦，亦痞不食，吐水，经不通，以前药方加参、术、归为君，煎熟，入竹沥半盏，姜汁服之，但不用神佑丸下，亦平复。（《医学纲目·卷之三十四·调经·经闭》）

按语：此案系楼英依据《内经》理论，体验朱丹溪以轻剂导痰降火治疗经闭的案例。

张子和治一妇人月事不行案

一妇人月事不行，寒热往来，口干颊赤，饮食少，旦暮间咳一二声，诸医皆用虻虫、水蛭、干漆、硇砂、芫青、红娘子、没药、血竭之类，惟戴人不然。曰：古方虽有此法，奈病人服之必脐腹发痛，饮食不进。乃命止药，饮食稍进。（《医学纲目·卷之三十四·调经·经闭》）

按语：本案亦载于《济阴纲目》。凡妇人月事不来，用茶调散吐之，次用玉烛散、芎归汤、三和汤、桂苓白术散之类降心火，益肾水，开胃进食，分阴阳利水道之药。"《内经》曰：二阳之病发心脾。心受之则血不流，故女子不月。既心受积热，宜抑火升水，流湿润燥，开胃诱食。乃涌出痰一二升，下泄水五六行，湿水上下皆去，血气自然湍流，月事不为水湿所隔，自依期而至矣。亦不用虻虫、水蛭之类有毒之药，如用之，则月经总来，小溲反闭，他症生矣。凡精血不足，宜补之以食，大忌有毒之药偏胜，而致夭阏多矣"。(《医学纲目·卷之三十四·调经·经闭》)

张子和治一妇人年三十四岁经闭案

一妇人年三十四岁，经水不行，寒热往来，面色萎黄，唇焦颊赤，时咳三二声。问其所服之药，黑神散、乌金丸、四物汤、烧肝散、鳖甲散、建中汤、宁肺散，针艾千百，转剧。家人意倦，不欲求治。戴人悯之，先涌痰五六升，午前涌毕，午后食进，余症悉除。后三日复轻涌之，又去痰一二升，食益进，不数日又下通经散，泻讫一二升，后数日，去死皮数重，小者如麸片，大者如苇膜。不一月经水自行，神气大康矣。(《医学纲目·卷之三十四·调经·经闭》)

按语： 本案亦载于《女科证治准绳》《济阴纲目》等医籍。楼英认为，月事不来的重要原因是胞脉闭阻。他指出："胞脉者，属心而络于胞中。今气上迫肺，心气不得下通，故月事不来也。"因此，导痰降火是其治疗经闭的原则。

3. 血崩

(1) 痰气污血宜行之

朱丹溪治江氏妇血崩案

江氏妇，三十五六岁，堕胎后血不止，食少中满，倦怠不起，躁烦，六脉沉大而数，重取微弦。予作怒气伤肝，感动胃气。遂于二陈汤加川芎、白术、缩砂，二十帖而安。(《医学纲目·卷之三十四·调经·血崩》)

按语： 本案亦载于《女科证治准绳》。该案属痰气污血，宜行之，用开痰方。

（2）气陷者升举之

李东垣治宣德侯经历家人病崩漏案

宣德侯经历家人病崩漏，医莫能效。切脉之后，且以纸疏其症，至四十余种，为制调经升阳除湿汤疗之。明日而十减其八，前后五六日良愈。（《医学纲目·卷之三十四·调经·血崩》）

按语：本案亦载于《女科证治准绳》。该案属气陷，宜升举之。

（3）虚夹积滞者补中去积

李东垣治郭大方妻病血崩案

丁未年冬，郭大方来说，其妻经水暴崩不止，先曾殒身失血，自后一次经数日而来，今次不止，其人心窄性急多惊。以予料之，他日必因心气不足，饮食失节得之。大方曰：容到彼。诊得掌中寒，脉沉细而缓，间而沉数，九窍微不利，四肢无力，上喘，气短促，口鼻气皆不调，果有心气不足，饮食失节，脾胃虚弱之证。胃脘当心而痛，左胁下急缩有积，当脐有动气，腹中鸣，下气，大便难，诸虚证极多，不能尽录。拟先治其本，余证可以皆去。与安心定志，镇坠其惊，调和脾胃，大益元气，补其血脉，养其心神，以大热之剂，去其冬寒凝在皮肤内，少加生地黄，去命门相火，不令四肢痿弱，黄芪当归人参汤。

黄芪一钱　当归一钱半　人参一钱　陈皮五分　草豆蔻七分　神曲半钱，消食，去脾胃寒　黄连一钱，镇心惊　杏仁九个，研如泥　麻黄一钱，不去节，表闭汗　桂枝半钱，必先岁气，无代天和也　生地三分，去肾火，大去冬月相火之旺（《医学纲目·卷之三十四·调经·血崩》）

按语：本案亦载于《女科证治准绳》。该案属虚夹积滞，宜补中去积。

楼英治一老妇人血崩不止案

尝治一老妇人血崩不止，流流不绝，满床皆血，起床不得者三月矣。

腹满如孕。予作虚夹痰积、污血治之。用四物四两，参、术各一两，甘草半两，以治虚；香附三两，半夏两半，茯苓、陈皮、枳实、缩砂、玄胡各一两，以破痰积污血。分二十帖，每帖煎加干荷叶、侧柏叶汤再煎服之，服尽良愈。今再不发，神效。(《医学纲目·卷之三十四·调经·血崩》)

按语：本案亦属虚夹痰积、污血而致血崩。楼英在治疗上采用补虚破积的原则，以四物加参、术治虚，香附、半夏、茯苓、陈皮、枳实、缩砂、玄胡，以破痰积污血，在临床中收到非常好的效果。

张子和治孟官人母年五十余血崩案

孟官人母，年五十余，血崩一载，金用泽兰丸、黑神散、保安丸、白薇散，补之不效。戴人见之曰：天癸已尽，本不当下血，盖血得热而流散，非寒也。夫女子血崩，多因大悲哭，悲甚则肺叶布，心系为之急，血不禁而下崩。《内经》曰：阴虚阳搏谓之崩。阴脉不足，阳脉有余，数则内崩，血乃下流，举世以虚损治之，莫有知其非者。可服大剂。大剂者，黄连解毒汤是也。次以香附二两炒，白芍药二两焙，当归二两焙。三味同为细末，水调下。又服槟榔丸，不旬日而安。(《医学纲目·卷之三十四·调经·血崩》)

按语：本案亦载于《儒门事亲》《济阴纲目》等医籍。此案为张子和依据《内经》之理，治愈血崩的案例。楼英在理论上重《内经》之理，从所辑录医案中可见一斑。

4. 赤白带

（1）带下多是湿痰

朱丹溪治陶遵道外姑白带案

陶遵道外姑，年七十，形瘦善唉，白带。

食前，姜汤吞大补丸五十丸一二次，午膳后及临卧时，各与小胃丹十五丸，愈。(《医学纲目·卷之三十四·调经·赤白带》)

按语：本案亦载于《名医类案》。楼英认为，带下多是湿痰。此案形瘦善咳，白带多属火。大补丸单味黄柏，苦寒坚阴降火。使用姜汤吞下的原因是带下多兼痰湿，黄柏苦寒伤胃。小胃丹导浊流湿，峻药缓用，以助大补丸。

（2）脉微食少为虚，宜补

朱丹溪治胡安人白带案

胡安人，白带下，月经甚多，食少倦怠，面黄，经中如有血块者，有如筋膜者。与参、术等补血气调脾胃，后诸症皆退，惟带未止，以樗皮丸主之。（《医学纲目·卷之三十四·调经·赤白带》）

按语：本案亦载于《续名医类案》。楼英认为，脉微食少为虚，宜补。此案食少倦怠，面黄，属脾虚气弱，以参、术等补血气调脾胃，为治本；带未止，以樗皮丸治带，为治标。

（3）脉滑大有力为实，宜攻

张子和治顷顿丘一妇人病带下案

顷顿丘一妇人，病带下连绵不绝，白物或来已三载矣。命予脉之。诊其两手脉俱滑大而有力，得六七至。常上热口干，眩晕，时呕酢水。余知其实有寒痰在胸中，以瓜蒂散吐出冷痰二三升，皆酢水也，间如黄涎，状如烂胶。次以浆粥养其胃气，又次用导水禹功以泻其下，然后以淡剂渗泄之药利其水道，不数日而愈。（《医学纲目·卷之三十四·调经·赤白带》）

按语：本案亦载于《儒门事亲》。楼英认为，脉滑大有力为实，宜攻。此案脉滑大有力为实，张子和主张宜攻。

张子和治息城李左衙之妻病白带案

息城李左衙之妻，病白带如水，窈漏中绵绵不绝，秽臭之气不可近，面黄食减，已三年矣。诸医皆云积冷，阳起石、硫黄、姜、附之药，重重燥补，污水转多。戴人断之曰：此带浊水本热乘太阳经，其寒水不禁固，故如此也。夫水自高而趋下，宜先绝其上源。乃涌痰三二升，次日下沃水斗余，行三遍，汗出周身。至明旦，病患云：污已不下矣。次用寒凉之剂，服及半载，产一男。(《医学纲目·卷之三十四·调经·赤白带》)

按语： 本案亦载于《儒门事亲》。该案带浊水本热乘太阳经，其寒水不禁固，夫水自高而趋下，宜先绝其上源。张子和主张宜攻，以涌法治之。

5. 胎前症

楼英认为："胎前之道，始于求子。求子之法，莫先调经。"

张子和治一卒妻不孕案

戴人过谯都营中饮，曾有一卒说出妻事，戴人问其故，答曰：吾妇为室女时，心下有冷积如覆盆，按之如水声，以热手熨之如冰，娶来已十五年矣，恐断吾孕，是以去之。戴人曰：公勿黜也。如用吾药，病可除，孕可得。卒从之，戴人诊其寸脉沉而迟，尺脉洪大有力，非无子之候也，可不逾年而孕。其良人叹曰：试之。先以三圣散吐涎一斗，心下平软；次服白术调中汤、五苓散；后以四物汤和之。不再月，气血合度，数月而娠一子。戴人常曰：用吾此法，无不子之妇，此言不诬。(《医学纲目·卷之三十五·胎前症》)

张子和治一妇人年三十四岁不孕案

一妇人年三十四岁，梦与鬼神交，惊怕异常，及见神堂、阴司、舟楫、桥梁，如此一十五年，竟无妊娠。巫祈觋祷，无所不至，钻肌灸肉，孔穴万千。黄瘦，发热引饮，中满足肿，委命于天。一日苦请戴人。戴人曰：阳火盛于上，阴水盛于下，见鬼神者阴之灵，神堂者阴之所，舟楫、桥梁水之用，两手寸脉皆沉而伏，知胸中有痰实也。凡三涌三泄三汗，不旬日而无梦，一月而有娠。(《医学纲目·卷之三十五·胎前症》)

按语： 以上两案亦载于《济阴纲目》，均属痰积不孕。楼英推崇张子和从痰而治不孕症的治疗方法。

6. 恶阻

朱丹溪治一妇人孕三月恶阻案

一妇人孕三月，吐痰水并饮食，每日寅卯作，作时觉少腹有气冲上，然后膈满而吐，面赤微躁，头眩，卧不起床，四肢疼，微渴。此肝火夹冲脉之火冲上也。一日甚，一日轻，脉和，右寸洪大，百药不效者将二月。予男病，偶用沉香磨水化抱龙丸，一服膈宽气不上冲，二三服吐止眩减，食进而安。（《医学纲目·卷之三十五·胎前症·恶阻》）

按语：本案亦载于《名医类案》。朱丹溪认为恶阻多属肝火。此妇人必多郁，或多思，导致气结而右寸洪大，香药能破郁开结，故取效。抱龙丸香窜辛散之药，似非孕妇所宜，竟然获得神效，令人叹服。临床以此法治恶阻，一定慎之又慎。

7. 胎漏下血

朱丹溪治妇人年二十余胎漏下血案

妇人年二十余，三个月孕，发疟疾后淡血水下，腹满口渴。

白芍　白术　茯苓—钱　黄芩　归尾　川芎　陈皮五分（《医学纲目·卷之三十五·胎前症·胎漏下血》）

按语：本案亦载于《名医类案》。

朱丹溪治东阳妇人三十五岁，孕八九个月，漏胎不止案

东阳妇人，三十五岁，孕八九个月，漏胎不止，胎比前时稍觉收小，血色微紫有块，食减平时三之一，腹微疼，无情绪。

人参　白术炒　白芍—钱　陈皮　川芎　茯苓　缩砂　大腹皮三分

木连藤七叶同煎，食前下三圣丸五十粒。（《医学纲目·卷之三十五·胎前症·胎漏下血》）

8. 产后血晕

朱丹溪治妇人年三十余产后血晕案

妇人年三十余，面白形长，心中长有不平事。忽半夜诞子，才分娩后，侵晨晕厥不知人，遂急于气海灼艾十五壮而苏，后以参、术等药，两月方安。(《医学纲目·卷之三十五·产后症·产后血晕》)

按语：本案亦载于《丹溪治法心要》。面白者虚寒之质，形长者气无以充，故虽心中长有不平事，仍作气虚论。该案产后血晕从气虚论治。

张仲景治一产妇郁冒血晕案

一产妇郁冒，其脉微弱，不能食，大便反坚，但头汗出。所以然者，血虚而厥，厥而必冒。冒家欲解，必大汗出，以血虚下厥，孤阳上出，故但头汗出。所以产妇喜汗出者，亡阴血虚，阳气独盛，故当汗出，阴阳乃复，大便坚，呕不能食，小柴胡汤主之。(《医学纲目·卷之三十五·产后症·产后血晕》)

按语：本案亦载于《医宗金鉴》。尤怡曰："郁冒虽有客邪，而其本则为里虚，故其脉微弱也。呕不能食，大便反坚，但头汗出，津液上行不下逮之像。所以然者，亡阴血虚，孤阳上厥，而津液从之也。厥者必冒，冒家欲解，必大汗出者，阴阳乍离，故厥而冒，及阴阳复通，汗乃大出而解也。产妇新虚，不宜多汗，而此反喜汗出者，血去阴虚，阳受邪气而独盛，汗出则邪去，阳弱而后与阴相合，所谓损阳而就阴是也。"该案产后血晕属阳盛阴虚。

9. 产后血不止

朱丹溪治七二孺人产后血不止案

七二孺人，产后冒寒，哭多，血再下，身润，脉沉。

当归　白术　陈皮　川芎　干姜　黄芩各二钱　芍药一钱　甘草炙些

上分二帖，煎服。(《医学纲目·卷之三十五·产后症·产后血不止》)

按语：本案亦载于《女科证治准绳》。该案妇人产后血不止，属虚中有寒。

朱丹溪治王孺人因忧虑堕胎后血不止案

王孺人因忧虑堕胎后，两月余血不止，腹痛。此体虚气滞，恶物行不尽。

陈皮一钱　白术二钱　芍药一钱　木通　川芎五分　甘草二分，炙

作汤，下五芝丸六十粒，食前。(《医学纲目·卷之三十五·产后症·产后血不止》)

按语：本案亦载于《女科证治准绳》。该案妇人产后血不止属虚中有滞。

10. 产后阴脱

朱丹溪治一妇人三十余岁产后阴脱案

一妇人三十余岁，生女二日后，产户一物如手帕下，有帕尖，约重一斤。予思之，此因胎前劳乏伤气成肝痿所致，却喜血不甚虚，其时岁暮天寒，恐冷干坏了，急与炙黄芪半钱，人参一钱，白术五分，当归一钱半，升麻五分，三帖连服之，即收上。得汗通身，乃安。但下裔沾席处干者落一片，约五六两重，盖脂膜也。食进得眠，诊其脉皆涩，左略弦，视其形却实。与白术、芍药各钱半，陈皮一钱，生姜一片，煎二三帖以养之。(《医学纲目·卷之三十五·产后症·产后阴脱》)

朱丹溪治一妇人产子后阴脱案

一妇人产子后，阴户中下一物如合钵状，有二歧。其夫来求治。予思之，此子宫也，必气血弱而下坠。遂用升麻、当归、黄芪，大料二帖与之。半日后其夫复来曰：服二次后，觉响一声，视之已收阴户讫，但因经宿干着席上，破一片如掌心大在席，其妻在家哭泣。恐肠破不可复生。予思之，此非肠胃，乃糟粕也，肌肉破尚可复完，若气血充盛，必可生满。遂用四物汤加人参与一百帖，三年后复有子。(《医学纲目·卷之三十五·产后

症·产后阴脱》)

　　按语: 上二案亦载于《丹溪心法》《女科证治准绳》《济阴纲目》等医籍。楼英认为,产后阴脱者,因产时努力太过,以致阴脱,状若脱肛,阴户挺出,逼近肿痛。举重房劳,皆能致此。服参、芪、归、草、升麻等补药自愈。

五、小儿病的临证经验

　　楼英关于小儿病的研究集中在《医学纲目》卷之三十六至卷之三十九。从楼英所辑录的前贤医案中,可以看出其治疗小儿病的特点。楼英在小儿病临证中主要继承宋代钱乙的学术思想,五脏证治的理论是钱乙的主要学术思想,其中脾胃理论占有很重要的地位。钱乙在辨证、立法、处方中处处突出脾胃,强调脾胃,珍视脾胃。楼英辑录的医案中体现着这一特点。此外,楼英在每种病症中还辑录了宋以后医家朱丹溪、李东垣、张子和、王海藏等对小儿病症的临证经验和医案。儿科疾病的治疗虽然是楼英所长,但《医学纲目》中的议论并不非常丰富,没有留下楼英临证医案,后人仅能从其辑录的前人医案中,了解楼英儿科临证的学术特点。

(一)继承钱乙五脏所主,虚实为纲的思想

　　钱乙在历代典籍脏腑分证的基础上,把五脏辨证的方法运用于儿科临床,列"五脏所主",即五脏的主证,并辨别其虚实。楼英在《医学纲目》小儿部,首先论述小儿通治,继承钱氏五脏所主,虚实为纲的医学思想。

1. 五脏辨证为纲

　　楼英继承钱乙五脏辨证的理论,把钱乙"五脏所主"作为对各种儿科疾病进行辨证的总纲,提出脏腑分病位、寒热辨虚实的辨证方法。《医学纲目·卷之三十六·小儿通治》曰:"五脏所主:心主惊,实则叫哭发热,饮

水而搐；虚则困卧，悸动不安。肝主风，实则目直视，大叫呵欠，项急烦闷；虚则咬牙多欠；气热则外生风；气温则内生风。脾主困，实则困睡，身热饮水；虚则吐泻生风。肺主喘，实则闷乱喘促，有饮水者，有不饮水者；虚则哽气长，出气短。肾主虚，无实也，惟疮疹肾实则黑陷。"

2. 虚实辨证为辅

楼英继承钱乙小儿虚实辨证的思想。钱乙认为，小儿机体外感风寒湿热、内应五脏六腑，则病有寒热虚实之别。《医学纲目·卷之三十六·小儿通治》曰："更当别虚实证：如肺病，又见肝证，咬牙多呵欠者易治，肝虚不能胜肺故也。若目直视，大叫哭，项急烦闷者难治，盖肺病久则虚冷，肝强实而反胜肺也。宜视病之新久虚实，虚则补母，实则泻。"

3. 五脏病症表现

《医学纲目·卷之三十六·小儿通治》曰："肝病，哭叫目直视，呵欠，烦闷，项急。心病，多叫哭，惊悸，手足动摇，发热饮水。脾病，困睡泄泻，不思饮食。肺病，闷乱，哽气长，出气短，气喘急。肾病，目无精光，畏明，体骨重。"

4. 脏腑虚实辨治

对于脏腑病症，钱乙提出五脏虚实辨治的理论。钱乙认为："肺藏怯，唇白色，当补肺，阿胶散主之。若闷乱气粗，喘促哽气者难治，肺虚损故也。脾肺病久则虚而唇白，脾者肺之母也，母子皆虚，不能相营，故名曰怯。肺主唇，唇白而光泽者吉，白如枯骨者死。"楼英在钱乙脏腑病机理论基础上进一步补充。《医学纲目·卷之三十六·小儿通治》曰："此以唇诊肺之法也。唇白色者肺藏怯也，阿胶散主之。若手寻衣领及乱捻物者，肝热也，宜泻青丸。手掐眉目鼻面者，肺热也，宜甘桔汤之类是也。"

钱乙指出："心实：心气实，则气上下行涩，若合面卧，则气不得通，故喜仰卧，使气得上下通也，泻心汤主之。"楼英在此基础上进一步补充。

《医学纲目·卷之三十六·小儿通治》曰："心气热则合面卧，实则仰卧也。"

钱乙指出："肾虚：儿本虚怯，由胎气不成，则神气不足，目中白睛多，颅解囟开，面色㿠白者，皆为难养，虽长不过八八之数。若恣色欲，不及四旬而亡。或有因病而致肾虚者，非也。又肾不足则下窜，盖骨重惟欲坠下而身缩也。肾者阴也，肾气虚则畏明，皆宜补肾，地黄丸主之。"楼英在此基础上进一步补充。《医学纲目·卷之三十六·小儿通治》曰："心气热则上窜，宜导赤散。肾气虚则下窜，宜地黄丸是也。"

5. 五脏相胜，病随时令

钱乙在"五脏所主"理论基础上，根据五脏相胜规律指出："肝病胜肺：肝病秋见，肝胜肺也。肺怯不能胜肝，当补脾治肝。益脾者，母令子实故也。补脾，益黄散；治肝，泻青丸主之。肺病胜肝：肺病春见，肺胜肝也。肝怯故受病，当补肝肾，治肺。补肝肾，地黄丸；治肺，泻白散主之。"

钱乙指出："五脏相胜轻重：肝病见秋，木旺，肝胜肺也，宜补肺泻肝。轻者肝病退，重者唇白而死。肺病见春，金旺肺胜肝也，当泻肺。轻者肺病退，重者目淡青，必发惊，更有赤者当搐。心病见冬，火旺心胜肾也，当补肾治心。轻者心病退．重者下窜不语，肾怯虚也。肾病见夏，水胜火，肾胜心也，当泻肾。轻者肾病退，重者悸动当搐。脾病见四旁，皆仿此治之。顺者易治，逆者难治。脾怯当面赤目黄，五脏相反，随证治之。"

在《医学纲目·卷之三十六·小儿通治》中，楼英认为："上五脏相胜，病随时令，乃钱氏扩充《内经》藏气法时论之旨，实发前人所未发者也。假如肝病见于春及早晨，乃肝自病于本位也，今反见于秋及日晡、肺之位，知肺虚极，肝往胜之，故当补脾肺、泻肝也。余仿此。"这些内容为五脏辨证的论治方法提供了理论基础。

（二）继承朱丹溪"慈幼论"

楼英对于小儿护理极其重视，尤其推崇朱丹溪的护理思想。朱丹溪在

《格致余论·慈幼论》一文中，根据小儿的生理特点，说明小儿护理的方法和意义。《格致余论·慈幼论》曰："人生十六岁以前，血气俱盛，如日方升，如月将圆。惟阴长不足，肠胃尚脆而窄，养之之道不可不谨。"

1. 薄衣护养

楼英继承了朱丹溪"慈幼论"的观点，提倡薄衣护养的方法。《格致余论·慈幼论》指出"童子不衣裘帛"，尤其是下体之服，不能过于保暖。《格致余论·慈幼论》曰："裳，下体之服。帛，温暖甚于布者也。盖下体主阴，得寒凉则阴易长，得温暖则阴暗消。是以下体不与帛绢夹厚温暖之服，恐妨阴气。"强调小儿薄衣护养的护理方法。

2. 淡熟饮食

在小儿饮食方面，因为小儿"血气俱盛，食物易消"，故吃东西没有固定时间，随时想吃，但同时由于小儿"肠胃尚脆而窄"，肠胃易伤，故不可食肥甘厚味等"发热难化之物"，应吃清淡的白粥、熟菜等。

3. 勿娇惯纵

楼英在小儿心理调护方面也很重视，引用《格致余论·慈幼论》之说，强调儿童身心护理的重要性。《医学纲目·卷三十六·小儿通治》曰："慈幼论……富贵骄养，有子多病，迨至成人，筋骨柔弱，有食则不能忌口以自养，居丧则不能食素以尽礼，小节不谨，大义亦亏，可不慎欤。"

（三）小儿病临证举隅

在《医学纲目》中，楼英辑录钱乙、朱丹溪、张子和、李东垣、王海藏等医家小儿病医案 51 例。其中《小儿药证直诀》记载钱乙医案 23 则，而在《医学纲目》中就辑录了其中的 17 则，可见在儿科临证治疗方面，钱乙的临证经验对楼英的影响是非常大的。

1. 生下胎疾

胎疾，又名胎证、胎中病。《幼科全书》指婴儿满月以内有病者；《幼科发挥》指小儿周岁以内有病者。多由胎禀不足，或儿母妊娠时调摄失宜及胎毒等引起，如胎寒、胎热、胎瘤、胎痫、胎疮痍、胎淋等，均属胎疾范围。楼英认为："小儿初生下月里诸疾，盖胎毒之浅者。若一二岁后所生之疾，乃胎毒之深者，宜权法治之。"在《医学纲目》中，楼英辑录李东垣、朱丹溪治疗胎瘤、胎痫、胎疮痍、胎淋等医案，从中医遗传学角度，探讨先天性疾病的治疗。

李东垣治胎瘤案

李叔和一日问东垣曰：中年来得一子，至一岁后，身生红丝瘤不救，后三四子至一二岁皆病瘤而死，敢问何也？曰：予试思之。翌日见叔和曰：吾得之矣。汝肾中伏火，精中多有红丝，以气相传，生子故有此疾，遇触而动，发于肌肉之间，俗名胎瘤是也。汝试视之，果如其言。遂与滋肾丸数服，以泻肾中火邪，补天真之不足。忌酒肉辛热之物。其妻，以六味地黄丸养其阴血，受胎五月后，以白术、黄芩二味作散与服。后生儿至三岁，前症不复作矣。叔和曰：先生乃神医也。遂从受学，其子今已年壮矣。（《医学纲目·卷之三十六·生下胎疾》）

按语：本案亦载于《古今图书集成·医部全录》《古今医统大全·幼幼汇集》。以此案为例，《古今医统大全·幼幼汇集》提出"多服种子热药遗患胎源论"。楼英举此案例，力图从中医遗传学角度，探讨肾为先天之本，辨证调护先天肾精就可能减少或延缓遗传病发生的思想。

朱丹溪治胎痫案

向见一人连年疟病，新愈而成一男，生来三月病热，右腋下阳明少阳之间生一疖，甫平，左腋下相对又生一疖，脓血淋漓，无复生意。医者王寿甫以四物汤、败毒散加参，以香附为佐，犀角为使，大料饮乳母两月而安。逾三月，忽腹胀生赤疹如霞片，取剪刀草汁调晚蚕砂敷之随消，半月，胀移入胞囊为肿，黄莹可畏。越两日囊裂开，两丸显露，出清水，以紫苏叶承麸炭细末托之，旬余而合。夫以父之久病，其母宁无忧郁之火，与痘之余热毒致此，亦不可不知。(《医学纲目·卷之三十六·生下胎疾》)

按语：本案亦载于《古今图书集成·医部全录》。楼英在《医学纲目·卷之三十六·生下胎疾》中指出："丹溪补遗谓小儿心气郁而多疮疹，由胎食过而受毒，此至论也。小儿识见未萌，欲想未动，心气何郁，先哲谓乳下小儿，常多湿热与胎食过而受毒。又有成胎之时，父母气血有寒热之偏，多能致子之病。况形体未坚完，肓膜尚脆嫩，何为略而未论。"

李东垣治胎疮痰案

张进士次子二岁，满头有疮，一日疮忽自平，遂患痰喘。予视之曰：此胎毒也，慎勿与解利药。众皆愕然。予又曰：乃母孕时所喜何物？张曰：辛辣热物，是其所喜。因口授一方，人参、连翘、川芎、黄连、甘草、陈皮、芍药、木通，浓煎汤入竹沥与之，数日而安。何以知之？见其精神昏倦，受病特深，决无外感，非胎毒而何。(《医学纲目·卷之三十六·生下胎疾》)

按语：本案亦载于《格致余论》。依据常理，若疮发则病邪可以消散；反之，疮忽自平乃火邪内陷，脏腑必受其毒。该案初期必深伏之胎毒内发，故满头疮痰，旋因正气不足而内陷，故神昏痰喘，病极深重，非寻常外感者比也。投之辛凉剂数日而安者，必疮复出而后乃愈也。

朱丹溪治胎淋案

郑廉使之子年十六，初生七个月患淋病，五七日必一发。其发则大痛，水道状如黍如粟者约一杯许，然后定。诊其脉轻则涩，重则弦，视其形瘦而长，其色青而苍。意其父必因多服下部药，遗毒在胎，留于子之命门而然。遂以紫雪和黄柏末，丸桐子大，晒极干，热汤下百丸，以食物压之。又半日，痛大作，腰连腹，水道乃行，下如黍如粟者一大碗许，其病减十分之八。后又与陈皮一两，桔梗、木通各半两，作一帖与之，又下如黍粟者一合许而安。父得燥热，且能病子，况母得之者乎？予书此以证东垣红瘤之事，此亦热在血分也。（《医学纲目·卷之三十六·生下胎疾》）

按语：本案亦载于《幼科证治准绳》。朱丹溪以此案来证李东垣治胎瘤案，也是楼英从中医遗传学角度探讨父母受病，遗毒在胎之病治疗的又一案例。

2. 惊搐

关于惊搐一病，楼英认为有急慢之异。《医学纲目·卷之三十六·肝主风·惊搐》曰："惊、搐一也，而有晨夕之分，表里之异。身热力大者为急惊，身冷力小者为慢惊，仆地作声，醒时吐沫者为痫，头目仰视者为天吊，角弓反张者为痉，而治各不同也。"治疗急慢惊，方法也各有不同。钱乙指出："凡急慢惊，阴阳异证，切宜辨而治之，急惊合凉泻，慢惊合温补。"楼英在此基础上进一步发挥，分析急慢惊的不同病因病机、证候表现以及治疗原则和使用方剂，完善了前人对急慢惊的认识。《医学纲目·卷之三十六·肝主风·惊搐》曰："急惊症，属木火土实也。木实则搐而力大，目上目劄，所谓木太过曰发生，其动掉眩癫痫是也；火实则身热面赤；土实则不吐泻，睡合睛。故其治法合凉泻，而用凉惊丸、利惊丸之类。慢惊症属木火土虚也。木虚则搐而力小，似搐而不甚搐，经所谓木不及曰委和，其病摇动注恐是也，谓手足搐动，腹注泄，心恐悸也；火虚则身冷，口气冷；土虚则吐泻，睡露睛。故其治法合温补而用羌活膏、益黄散。有热者，用东垣黄芪益黄散。其东垣非钱氏羌活膏治慢惊者，谓土虚泄泻，火木乘之，谓手掌与腹俱热之症。若火木土俱虚，而摇动恐悸注泻手腹冷者，非羌活膏不能治之。"

钱乙治广亲宅七太尉惊搐案

广亲宅七太尉，方七岁，潮热数日欲愈。钱谓父二大王曰：七使潮热将安，八使预防惊搐。王怒曰：但使七使愈，勿言八使病。钱曰：八使过来日午间即无苦也。次日午前果作搐，急召钱治之，三日而愈。盖预见其目直视而腮赤，必肝心俱热，更坐石杌子，乃欲就冷，此热甚也。又肌肤素肥盛而本实，其脉急促，故发搐。克言午时者，自寅至午，皆心肝用事之时，治之乃泻心肝补肾自安矣。因潮热发搐，在申、酉、戌时者，此肺用事之时也。不甚搐而喘，目微斜视，身热如火，睡露睛，手足冷，大便淡黄水，是肝旺。当补脾，益黄散；治肝，泻青丸；治心，导赤散。(《医学纲目·卷之三十六·肝主风·惊搐》)

按语： 本案亦载于《小儿药证直诀》。钱乙在对惊风一证的治疗时，运用望神色的诊断方法，以及五脏之间的生克联系进行辨证，惊风多属心肝风热炽盛，而治疗时，却不仅仅是泻热平肝，要考虑脏腑之间的关系和正气的固护，采用健脾、五脏补泻之法治疗，取得非常好的疗效。楼英推崇钱乙脏腑旺时补泻法，并以张洁古的一句话作为对该案的点评，足见其对楼英的影响。楼英《医学纲目·卷之三十六·肝主风·惊搐》曰："洁古云：脾病肝强，法当补脾，恐木贼害，宜先泻心肝以挫其强，而后补脾为当。"

钱乙治徐氏子惊搐案

徐氏子三岁病潮热，每日西则发搐，身微热而目微斜露睛，四肢冷而喘，大便微黄。请钱与李同治。钱问李曰：病何搐也？李曰：有风。何身热微温？曰：四肢所作。何目斜睛露？曰：搐则目斜。何肢冷？曰：冷厥，心内热。曰：何喘？曰：搐之甚也。曰：何以治之？曰：凉惊丸，鼻中灌之，必搐止。钱又问：既谓风病温壮，搐引目斜露睛，内热支冷，及搐甚而喘，并以何药治之？李曰：皆此药也。钱曰：不然。搐者，心肝实也；身微热者，日西肺用事之时也；肺主身温，今且热者，肺虚也；目微斜露睛者，肝肺相乘胜也；四肢冷者，脾虚也，肺若虚甚，则脾母亦弱，木气乘脾，四肢即冷。治之当先补脾肺，用益黄散、阿胶散，得脾虚症退，然后治其心肝，以泻青丸、导赤散、凉惊丸治之，九日愈。因潮热发搐，在亥、子、丑时者，此肾用事之时也。不甚搐而卧不稳，身体温壮，目睛紧斜视，喉中有痰，大便银褐色，乳食不消，多睡不省，当补脾治心。补脾，益黄散；治心，导赤散、凉惊丸。(《医学纲目·卷之三十六·肝主风·惊搐》)

按语：本案亦载于《小儿药证直诀》。此惊搐证介于虚实之间，治疗当量病用药。楼英在《医学纲目·卷之三十六·肝主风·惊搐》中引张洁古的论述点评此案："洁古云：皆因大病后脾胃虚损，多有此疾。"

钱乙治李司户孙惊搐案

李司户孙，百日病来搐三五次，请众医治。或作天吊，或作胎惊，或作惊痫，皆无应者。后钱氏用大青膏如豆许一服发之，复与涂囟法及浴体法，三日而愈。何以然？婴儿初生，肌骨嫩怯，一被风伤，遂不能任，故发搐也。然频发者轻，以客风在内，每遇不任即搐，轻则易歇，故发频也。搐稀者是内脏发病，不可救也。频搐者宜散风冷，故用大青膏，亦不可多服。盖儿至小，易虚易实，多即生热，止宜用下涂囟法。

麝香一字　蝎尾去毒，为末，半钱　薄荷半字　蜈蚣炙　牛黄　青黛各一字

上同研末，用熟枣肉剂为膏，新绵纸上涂匀，贴囟上，四旁可出一指许，火上炙，手频熨。百日里外儿，可用此涂囟法。(《医学纲目·卷之三十六·肝主风·惊搐》)

按语：本案亦载于《小儿药证直诀》。楼英认为："外物惊者，元气本不病，故治以黄连安神之苦寒。气动惊者，不因外物惊，元气自有病，故治以寒水石，安神之甘寒也。"

钱乙治东都王氏子惊搐案

东都王氏子吐泻，诸医用药下之，至虚变慢惊，其候昏睡露睛，手足瘛疭而身冷。钱曰：此慢惊也。与瓜蒌汤，其子胃气实即开目而身温。王疑其子不大小便，令诸医以药利之，医留八正散等，数服不利，而身复

冷。令钱氏利小便。钱曰：不当利小便，利之必身冷，一二日果身冷矣。因抱出。钱曰：不能食而胃中虚，若利大小便，则脾胃俱虚，当身冷而闭目即死。今幸胎气实而难衰也。钱氏用益黄散、使君子丸四服，令微能饮食。至日午，果能饮食。所以然者，谓利大小便，脾胃虚寒，当补脾不可别攻也。后又不语，诸医作失音治之。钱曰：既失音，何开目而能饮食？又牙不紧而口不噤也？诸医不能晓。以地黄补肾，钱曰：此因用凉药利小便，至脾肾俱虚，今脾已实，肾尚虚，故补肾必安。治之半月而能言，一月而痊。

瓜蒌二钱　白甘遂末一钱

上同于慢火上炒焦黄，研匀，每服一字，麝香薄荷汤调服。（《医学纲目·卷之三十六·肝主风·惊搐》）

按语： 本案亦载于《小儿药证直诀》。楼英认为："瓜蒌汤，钱氏治慢惊法脉有力者宜用。盖湿痰积于膈中，使风火不得开发而身冷，故用瓜蒌汤劫去湿痰，使风火得伸而身温搐止。若脉无力者，不宜用之，便当补脾，及温白丸、羌活膏之类。"

3. 惊痫

楼英认为，"惊痫即急慢之症。但惊痫发时，仆地作声，醒时吐沫。急慢惊则不作声，不吐沫也。""阳痫初作时，病先身热，瘛疭惊啼叫喊而后发，脉浮者为阳痫，乃急惊也。内在六腑，外在皮肤，为易治。若病先身冷，不惊瘛，不啼呼而作，脉沉者为阴痫，乃慢惊也。此病内在五脏，外在骨髓，剧者难治"。（《医学纲目·卷之三十六·肝主风·惊痫》）

罗谦甫治魏敬甫之子惊痫案

魏敬甫之子四岁，从长老摩顶授记，众僧念咒，因而大恐，遂发惊搐，痰涎壅塞，目多白睛，项背强急，喉中有声，一时许方醒。后每见皂衣人辄发，多服朱、犀、龙、麝镇坠之药四十余日，前症犹在，又添行步动作，神思如痴。予诊其脉，沉弦而急，《黄帝针经》云：心脉满大，痫瘈瘲筋挛。又云：肝脉小急，痫瘈筋挛。盖小儿血气未定，神气尚弱，因而惊恐，神无所依，又动于肝，肝主筋，故痫瘈筋挛。病久气弱，小儿易为虚实，多服镇坠寒凉之剂，复损其气，故添动作如痴。《内经》云：暴挛痫眩，足不任身，取天柱穴是也。天柱穴乃足太阳之脉所发，阳跷附而行也。又云：癫痫瘈疭，不知所苦，两跷主之，男阳女阴。洁古云：昼发治阳跷、申脉，夜发治阴跷、照海，先各灸两跷，各二七壮。次处：

沉香二钱　天麻三钱　羌活五钱　防风三钱　益智二钱　川乌炮，去皮脐，二钱　甘草炙　当归各一钱半　半夏汤泡，三钱　独活四钱　附子炮，去皮脐，三钱　姜屑一钱半

上㕮咀，每服五钱，生姜三片，水煎温服。(《医学纲目·卷之三十六·肝主风·惊痫》)

按语：本案亦载于《卫生宝鉴》《幼科证治准绳》等医籍。"《举痛论》云：恐则气下，精怯而上焦闭。又云：从下上者，引而去之。以羌活、独活苦温，味之薄者，阴中之阳，引气上行，又入太阳之经为引用，故以为君。天麻、防风辛温以散之，当归、甘草辛甘温以补气血之不足，又养胃气，故以为臣。黑附子、川乌头、益智仁大辛温，行阳退阴，又治寒客伤胃。肾主五液，入脾为涎，以生姜、半夏燥湿化痰。《十剂》云：重可去怯。沉香辛温，体重气清，去怯安神，故以为使。气味相合，升阳补胃，恐怯之气，自得平矣"《医学纲目·卷之三十六·肝主风·惊痫》。因此，该案治以沉香天麻汤。

张子和治李氏一小儿惊痫案

李氏一小儿，病手足搐搦。戴人曰：心火胜也，勿持捉其手，当从搐搦。此由乳母保抱太极所致。乃令扫净地，以水洒之，干令复洒，令极湿，俯卧儿于地上，良久，浑身转侧，泥浆皆满，仍以井水洗之，少顷而瘥。

（《医学纲目·卷之三十六·肝主风·惊痫》）

按语：本案亦载于《儒门事亲》。

4. 心主热

钱乙治朱监簿子五岁忽发热案

朱监簿子五岁，忽发热。医曰：此心热也。腮赤而唇红，烦躁引饮。遂用牛黄丸三服，以一物泻心汤下之，来日不愈，反加无力而不能食。又下之，便利黄沫。钱曰：心经虚而有留热在内，必被凉药下之，致此虚劳之病也。钱先用白术散，生胃中津液，次以生犀散治之。朱曰：大便黄沫如何？曰：胃气正即泻自止，虚热也。朱曰：医用泻心汤如何？钱曰：泻心汤者，黄连一物耳。黄连性寒，多服则利，能寒脾胃也。坐久，众医至，皆曰实热。钱曰：虚热。若实热何以泻心汤下之不安，又加面黄颊赤，五心烦躁，不食而引饮？医曰：既虚热，何大便黄沫？钱笑曰：便黄沫者，服泻心汤多故也。钱与胡黄连丸治愈。（《医学纲目·卷之三十七·心主热》）

按语：本案亦载于《小儿药证直诀》《幼科证治准绳》等医籍。该案钱乙用白术散健脾助运，恢复患者的脾胃运化功能，最后用胡黄连丸随证施方而愈。

钱乙治郑人齐郎中子案

郑人齐郎中者，家好收药散施，其子忽脏热，齐自取青金膏三服并一服饵之，服毕，至三更泻五行，其子困睡。齐言子睡多惊，又与青金膏一服。又泻三行，加口干身热。齐言尚有微热未尽，又与青金膏。其妻曰：用药十余行未安，莫生他病否？召钱氏至，曰：已成虚羸。先用前白术散时时服之，后服香瓜丸，十三日愈。（《医学纲目·卷之三十七·心主热》）

按语：本案亦载于《小儿药证直诀》《幼科证治准绳》等医籍。该案钱乙用白术散健脾助运，恢复患者的脾胃运化功能，最后用香瓜丸随证施方而愈。

5. 潮热

钱乙治朱监簿子五岁夜发热案

朱监簿子五岁，夜发热，晓即如故，众医有作伤寒治者，有作热治者，以凉药解之不愈。其候多涎而喜睡。他医以铁粉丸下涎，其病益甚，至五日，大引饮。钱曰：不可下之。乃取白术散一两，煎药汁三升，使任意取足服。朱生曰：饮多不作泻否？钱曰：无生水不作泻，纵多不足怪也，但不可下耳。朱生曰：先治何病？钱曰：止泻治痰，退热清神，皆此药也。至晚服尽。钱视曰：更可服三升，又煎白术散三升，服尽得稍愈，第三日，又服白术散三升，其子不渴无涎。又投阿胶散，二服而安。（《医学纲目·卷之三十七·心主热·潮热》）

按语： 本案亦载于《小儿药证直诀》《幼科证治准绳》等医籍。该案钱乙用白术散健脾助运，恢复患者的脾胃运化功能，最后用阿胶散随证施方而愈。

6. 盗汗

王海藏治晋郎中子盗汗案

晋郎中子，自婴至童，盗汗凡七年矣，诸药不效。予与凉膈散、三黄丸三日病已。盖肾为五液，化为五湿，相火逼肾，肾水上行，乘心之虚而入手少阴，心火炎上而入肺，欺其不胜己也，皮毛以是而开，腠理玄府不闭而为汗出也，出于睡中者为盗汗，以其觉则无之，故经曰：寝汗憎风是也。先以凉膈散泻胸中相火，相火退，次以三黄丸泻心火以助阴，则肾水还本脏，玄府闭而汗为之自已。（《医学纲目·卷之三十七·心主热·盗汗》）

按语： 本案亦载于《幼科证治准绳》。

7. 自汗

钱乙治张氏三子自汗案

张氏三子病，大者汗遍身，次者上至顶下至胸，小者但额有汗，众医以麦煎散治之不效。钱曰：大者与香瓜丸，次者与益脾散，小者与石膏汤。各五日而愈。（《医学纲目·卷之三十七·心主热·自汗》）

按语：本案亦载于《小儿药证直诀》《幼科证治准绳》等医籍。该案钱乙同病异治，疗效神奇。

8. 痘疮治法通论

楼英在《医学纲目·卷之三十七·心主热·痘疮治法通论》中指出："疮疹始终出，未有他证，不可下，但当用平和药，频与乳食，不受风冷可也。如疮疹三日不出，或出不快，即微发之（鼠黏子汤之类。）如疮发后不多出，即加药（如一日一帖，即加至二帖）。加药不出，即大发之（升麻、葛根、防风、羌活、独活、麻黄、桂枝之类）。如发后不多，及脉平无证，即疮本稀，不可更发也。有大热者，当利小便。小热者，当解毒（利小便，四圣散之类）。若不快，勿发，勿下攻，止用抱龙丸治之。疮疹若起能食者，大黄丸下，一二行即止。有大热者，当利小便。有小热者，宜解毒。若黑紫干陷者，百祥丸下之。不黑者，慎勿下。身热烦躁，腹满而喘，大小便涩，面赤闷乱，大吐，此当利小便。不瘥者，宜风散下之也。若五七日痂不焦，是内发热气蒸于皮中，故疮不得焦痂也。宜宣风散导之，用生犀角磨汁解之，使热不生，必着痂矣。"

钱乙治睦亲宫十太尉疮疹案

睦亲宫十太尉疮疹，众医治之。王曰：疹未出属何脏腑？一医言胃气热，一医言伤寒不退，一医言在母腹中有毒。钱氏曰：若言胃气热，何以乍凉乍热？若言母腹中有毒，属何脏也？医曰：在脾胃。钱氏曰：在脾胃何以惊悸？皆无以对。钱氏曰：夫胎在腹中，月至六七则已成形，食母腹中秽液，入儿五脏，食至十月，即秽液满胃，至生时儿口中犹有不洁，产母以手拭净，则无疾病，俗以黄连、汞粉下其脐粪之秽，此亦母之不洁余气，入儿脏中，本先因微寒入，遇风寒邪气相搏，而成痘疹也。未出欲作之时，热动五脏，则五脏之症先见，初欲病时，先呵欠顿闷惊悸，乍凉乍热，手足冷，面腮颊赤燥，咳嗽喷嚏，此五脏症俱见也。呵欠顿闷者，肝也。时发惊悸者，心也。乍凉乍热手足冷者，脾也。面赤腮颊赤咳嗽喷嚏者，肺也。惟肾无候，以在腑下，不能食秽故也。凡疮疹乃五脏毒，若出归一症，肝水疱，肺脓疱，心为斑，脾为疹，肾虽无症，其候恶者，疮变倒靥而黑陷，则归肾也。此由不慎风冷，而不能食内虚所致也。今太尉疹子无他证，当用平和药为治，因用抱龙丸数服愈。（《医学纲目·卷之三十七·心主热·痘疮治法通论》）

按语：本案亦载于《小儿药证直诀》。楼英认为："疮疹因属五脏。疮疹始出之时，五脏症见，惟肾无候，但见平症，耳尻凉耳凉是也。尻耳俱属于肾，其居北方主冷也。"钱乙肾主虚的论述对楼英影响非常大。

朱丹溪治一男子年十六岁发痘案

一男子年十六岁，发热而昏，目无视，耳无闻，两手脉皆豁大而略数，知其为劳伤矣。时里中多发痘者，虽不知人，与药则饮，与粥则食，遂教以参、芪、当归、苍术、陈皮，大料浓与之，饮至二十余帖，痘始出。又二十帖，则成脓疱，身无全肤。或曰：病劳可畏，何不用陈氏全方治之？予曰：此但虚耳，无寒也，只前方守之。又数十帖而安。后询其病因，为先四五日恐有出痘之患，遂极力采樵，连日出汗甚多。（《医学纲目·卷之三十七·痘疮治法通论》）

按语：本案亦载于《格致余论》。朱丹溪在《格致余论》中，专门撰写一篇"痘疮陈氏方论"，以阐述痘疹治疗方法。他指出："读前人之书，当知其立言之意。苟读其书，而不知其意，求适于用，不可得也。痘疮之论，钱氏为详，历举源流经络，明分表里虚实，开陈其施治之法，而又证以论辩之言，深得著书垂教之体。学人读而用之，如求方圆于规矩，较平直于准绳，引而伸之，触类而长之，可为无穷之应用也。"

9. 吐泻

钱乙治冯承务子五岁吐泻案

冯承务子五岁，吐泻，壮热不思食饮，钱氏见儿目中黑睛少而白睛多，面色㿠白，曰：此子必多病。面色㿠白者，神怯也。黑睛少者，肾虚也。黑睛属水，本怯而虚，故多病也。纵长成，必肌肤不壮，不耐寒暑，易虚易实，脾胃亦怯，更不可纵恣酒欲，若不保养，不过壮年也。面上常无精神光泽者，如妇人之失血也。今吐利不食，壮热者，伤食也。又虚怯不可下，下之虚，入肺则嗽，入心则惊，入脾则泻，入肾则益虚。但宜以消积丸磨化之，为微有食也。如伤甚，则可下。不下，则成癖也。若实食在内，亦可下也。下毕补脾，必愈。随其虚实，无不效者。(《医学纲目·卷之三十八·脾主湿·泄泻》)

按语： 本案亦载于《小儿药证直诀》《幼科证治准绳》。钱乙认为该案病人先天不足，根据病情轻重，选用消食化积的缓和方剂，强调必须辨明虚实，积滞实邪明显时，方可用攻，攻下后一定用补脾的方法，体现了钱乙重视脾胃的用药特点。楼英在"吐泻"病中引此案，可以看出其在治疗小儿病时，重视脾胃的特点。此外，楼英还指出"乳不化为伤食，微则消之，甚则下之"的治疗原则。

10. 泄泻

钱乙治黄承务子二岁泄泻案

黄承务子二岁，病伤食而泻，众医与止之，十余日，便青白，乳食不消，身凉，加哽气昏睡。咸谓困笃，召钱。钱先与益黄散、补肺散各三服，三日身温而不哽气，后以白饼子微下之，又与益脾散三服，利止。何以然？利本脾虚伤食，初不与下之，留连十日，上实下虚，脾气弱则引肺亦虚，脾肺子母故也。今先补脾，则肺病自退，即身温不哽气也，然后下其所伤。或曰：何不先下后补？曰：便青为下脏冷。若先下，必大虚。今先实脾而后下，则不虚矣。后更与补之乃安。（《医学纲目·卷之三十八·脾主湿·泄泻》）

按语：本案亦载于《小儿药证直诀》《幼科证治准绳》等医籍。该案乃钱乙治伤食泻之法。该案属于脾虚伤食，钱乙采用先补后攻的治疗方法治愈其病。

11. 腹胀

朱丹溪治寄子年五岁痘后肚急案

寄子年五岁，痘后肚急。

白术一钱　陈皮　木通各五分　犀角屑　川芎　白芷　苏梗　甘草炙，各三分

上㕮咀，水煎服。（《医学纲目·卷之三十八·脾主湿·腹胀》）

按语：本案亦载于《幼科证治准绳》。痘后胀宜解毒。

12. 水肿

朱丹溪治白文举儿五岁水肿案

白文举儿五岁，身面皆肿，尿多。

山栀炒　桑皮炒，各一钱　黄芩二钱半　白术　苏梗各一钱半

上㕮咀，作三帖，水一盏半，煎至半盏，食前温服。（《医学纲目·卷三十八·水肿》）

按语：本案亦载于《幼科证治准绳》。此属滞气水肿。

13. 疳

朱丹溪治一富家子年十四岁病疳案

一富家子年十四岁，面黄，善啖易饥，非肉不饱，泄泻一月，来求治。

脉之，两手皆大。怪不甚瘦倦，以为湿热，当脾困而食少，今反形健而多食，且不渴，予意其疾必蛔虫作痢也。取大便视之，果蛔虫所为。适往他处，有一小儿医在侧，教其用治虫药治之，禁其勿用去积药。约回途当为一看诊而止痢也，后勿果。至次年春夏之交，其泻复作，腹不痛而口干。予曰：此去年治虫而不治疳故也。遂以去疳热之药，浓煎白术汤下，三日而泻止。半月后偶过其家，见其子甚瘦，予教以白术为君，芍药为臣，川芎、陈皮、黄连、胡黄连，入少芦荟为丸，白术汤服之，半月而止。禁其勿食肉与甜物，三年当自愈。（《医学纲目·卷三十八·脾主湿·疳》）

按语： 本案亦载于《丹溪治法心要》《古今图书集成·医部全录》。泻而多食为虫疳。

14. 腹痛

钱乙认为：积痛，食痛，虚痛，大同小异。惟虫痛者当口淡而沫自出，治之随其症用药。虫与痫相似，小儿本怯故胃虚冷，则虫动而心痛，与痫症略相似，但目不斜，手不搐也，安虫散主之。

钱乙治辛氏女子五岁病腹痛案

辛氏女子五岁，病虫痛。诸医以巴豆、干漆、硇砂之属治之，不效。至五日外，多哭而俯仰，睡卧不安，自按心腹，时大叫，面无正色，或青或黄，或白或黑，目无光而慢，唇白吐沫。至六日，胸高而卧转不安。召钱至，钱详视之。用芜荑散三服，见目不除青色。大惊曰：此病大困，若更加泻，则为逆也。至次日，辛见钱曰：夜来三更果泻。钱于泻盆中看，如药汁，以杖搅之，见有丸药。钱曰：此子肌厚，当气实，今证反虚，不可治也。辛曰：何以然？钱曰：脾虚胃冷则虫动，而今反目青，此肝乘脾。又更加泻，知其气极虚也。而丸药随粪下，即脾胃已脱，兼形病不相应，故知死病。后五日昏笃，七日而死。（《医学纲目·卷三十八·脾主湿·腹痛》）

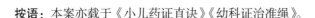

按语：本案亦载于《小儿药证直诀》《幼科证治准绳》。

15. 咳嗽

钱乙治杜氏子五岁病嗽案

杜氏子五岁，自十一月病嗽，至三月未止。始得嗽而吐痰，乃外风寒蓄入肺经，令肺病嗽而吐痰，风在肺中故也。宜以麻黄散辈发散，后用凉药压之即愈。时医与朱粉丸、半夏丸、褊银丸诸法下之，其肺即虚而嗽甚，至春三月间尚未愈。召钱视之，其候面青而光，嗽而喘促，哽气，又时时长出气。钱曰：病困十已八九，然所以面青而光者，肝气旺也。春三月者，肝之位，肺衰之时也。嗽者肺之病，肺自十一月至三月，肺即虚痿，又再下之，脾肺子母俱虚，复为肝所胜，此为逆也，故嗽而喘促，哽气，长出气也。钱急与泻青丸泻之，后与阿胶散实肺。次日面青而不光，钱又用补肺，而嗽如前。又与泻肝，未已而又加肺虚，唇白如练。钱曰：此病必死，不可治也。何者？肝大旺而肺虚绝，肺病不得时而肝胜之，今三泻肝而肝病症不退，三补肺而肺病尤虚，此不久生，故言死也。此证病于秋者十救三四，春夏者十难救一，果大喘而死。（《医学纲目·卷之三十九·肺主燥·咳嗽》）

按语：本案亦载于《小儿药证直诀》《幼科证治准绳》。该案属真气已竭，阴不涵阳之证，钱乙治疗主张清泻肝火，清肺平喘。

16. 嗽脓血

钱乙治段斋郎子四岁嗽脓血案

段斋郎子四岁，病嗽身热，吐痰数日而咯血，前医以桔梗汤及防己丸，治之不愈，涎上攻，吐喘不止，请钱氏，下褊银丸一大服，复以补肺汤、补肺散治之。或问段氏子咯血肺虚，何以下之？钱曰：肺虽咯血，有热故也，久则虚痿。今涎上潮而吐，当下其涎。若不吐涎，则不甚便。盖吐涎能虚，又生惊也。（《医学纲目·卷之三十九·肺主燥·嗽脓血》）

按语：本案亦载于《小儿药证直诀》《幼幼新书》《寓意草》等医籍。此所谓识病之轻重先后为治也。痰实上攻，亦能发搐，故依法只宜先下痰，而后补脾肺，必涎止而吐愈，为顺治也。若先补其肺，为逆耳。

17. 喘

钱乙治京东转运使李公孙八岁病喘案

京东转运使李公孙八岁，病嗽而喘满短气。医者言肺经有热，用竹叶汤、牛黄膏治之，三日加喘。钱氏云：此肺气不足，复有寒邪，即便喘满，当补肺脾，勿服凉药。李曰：医已用竹叶汤、牛黄膏。钱曰：何治也？前医曰：退热退涎。钱曰：何热之所作？曰：肺经热而生嗽，嗽久不除生涎。钱曰：本虚而风寒所作，何热也？若作肺热，何不治其肺而反调心？盖竹叶汤、牛黄膏治心药也。李师有惭色。钱治愈。(《医学纲目·卷之三十九·肺主燥·喘》)

按语：本案亦载于《小儿药证直诀》《幼科证治准绳》等医籍。钱乙运用补益之法，补肺的同时兼补脾，有子虚补母，培土生金之意，防治痰涎的产生。先前医生辨证失误，误以为是实证，选方不辨脏腑，故治疗失败。

钱乙治东都张氏孙九岁病喘案

东都张氏孙九岁，病肺热咳嗽，他医以朱、犀、龙、麝、牛黄药治之，一月不愈。其证咳嗽喘急闷乱，饮水不止，全不能食，钱氏用使君子丸、益黄散。张曰：本有热，何以又行温药？他医用凉药攻之，一月尚无效。钱曰：凉药久则胃寒不能食，小儿虚不能食，当与补脾，候饮食如故，即泻肺经，病必愈矣。服补脾药二日，其子欲饮食，钱以泻白散泻肺遂愈。张曰：何以不虚？钱曰：先实其脾，然后泻肺，故不虚也。(《医学纲目·卷之三十九·肺主燥·喘》)

按语：本案亦载于《小儿药证直诀》。楼英主张实脾泻肺治喘证。该案钱乙先补脾，再泻肺，这是培土生金的变法。根据疾病的轻重缓急不同，治疗原则也随之不同。

18. 悲哭

张子和治一小儿悲苦案

一小儿悲苦，弥日不休，两手脉弦而紧。戴人曰：心火甚则乘肺，肺不受其屈，故哭。肺主悲。王太仆云：心烁则痛甚，故烁甚悲亦甚。先令浴以温汤，渍形以为汗也。肺主皮毛，汗出则肺热散，浴止而啼亦止矣。仍命服凉膈散加当归、桔梗，以竹叶、生姜、朴硝同煎服，泻膈中之邪热。（《医学纲目·卷之三十九·肺主燥·悲哭》）

按语： 本案亦载于《幼科证治准绳》。该案张从正扩大汗法的运用范围，丰富汗法治疗内涵。楼英推崇张子和从整体上把握邪入气郁，以汗为契机，达到抑制病因，对症治疗，疏调气机之目的的治疗方法。

19. 寒热

钱乙治曹宜德子三岁发寒热案

曹宜德子三岁，面黄，时发寒热，不欲食而饮水及乳不止。众医以为潮热，用牛黄丸不愈，及以止渴干葛散服之，反吐。钱曰：当以白饼子下之，后补脾，乃以消积丸磨之，此乃解也。后果愈。何以故？不食但饮水者，食伏于脾内不能消，致令发寒热。用止渴药吐者，药冲脾故也。故下之即愈。（《医学纲目·卷之三十九·杂病》）

按语： 此案亦载于《小儿药证直诀》《幼幼新书》。

张子和治高巡检子八岁病热案

高巡检子八岁，病热，医者皆为伤冷，治之以热药，欲饮冰水，禁而不与，内水涸竭，烦躁转生，前后皆闭，口鼻俱干，寒热往来，咳嗽时作，遍身无汗。又欲灸之，适遇戴人。戴人责其母曰：重裀厚被，暖坑红炉，儿已不胜其热，尚可灸乎？其母谢以不明。戴人令先服人参柴胡饮子。连进数服，下烂鱼肠之类，臭气异常。渴欲饮水，听其所欲，冰雪冷水，连进数杯。节次又下三四十行，大热方去。又与通膈丸、牛黄丸复下十余行，儿方大痊。前后约五十余行，略计所用冰雪水饮至一斛，向灸之当何如哉。（《医学纲目·卷之三十九·杂病》）

  按语：此案亦载于《幼科证治准绳》。幼科，古谓哑科，故辨证论治尤为重要。

  治病求本是辨证论治的根本，楼英举上两则案例，强调儿科辨证精细之重要。

六、针灸治疗临证经验

  明代的针灸著作，多为汇集文献类书，很多内容是转载前代资料而来。楼英的《医学纲目》一书，关于针灸的内容与同时期的针灸专书直接的、间接的承袭关系更是显而易见的。在《医学纲目》中针灸内容主要集中在卷七之刺灸通论、刺虚实、刺寒热、治寒热，卷八之穴法上、穴法下，卷九之刺禁、灸禁，辑录了针灸法、腧穴内容。此外，在其他卷病症治疗中还载有大量明以前，尤其金元时期针灸专书及方书中的针灸方。《医学纲目》所录针灸医书有些现以亡佚，有些尽管书籍保存，但版本明显优于其他版本，对针灸临床文献研究很有价值。楼英在论述各种病症时，先归纳总结前人各证方药治法，后附历代针灸治法，同时阐述自己的主张。楼英的针灸学说，有不少经验之谈，对后世影响很大。

（一）"候气"之说

1. 区分"邪气"与"谷气"

  在针刺治疗过程中，楼英坚持补虚泻实的原则，区分"邪气"与"谷气"。实者当泻其邪气，虚者当辅助正气。《医学纲目·卷之七·刺灸通论》

曰："一曰邪气，二曰谷气。凡刺气至则候邪气尽，尽则谷气至，至则止针矣。所谓邪气者，曰紧而疾，曰补而未实，泻而未虚也。所谓谷气者，曰徐而和，曰补而已实，泻而已虚也。"

2. 候邪气新客经脉而取之之法

楼英在"刺灸通论"中，提出"候邪气新客经脉而取之之法"。《医学纲目·卷之七·刺灸通论》曰："言邪之初客经脉，其寒温未相搏，如涌波之起也，时来时去，故不常在。欲取之者，必于三部九候之间，诊察以待之。觇于一部一候，见其如涌波之来，则按而止之，然后取之，不可逢其冲来便泻之，故曰：其来不可逢。其或候气不审，至于涌波之大气已过去而泻之，则真气脱，邪气复至，而病益蓄，故曰：其往不可追也。凡诊三部九候而待邪至之机以发刺者，必专心致意，故曰：知机道者，不可挂以发也。所谓涌波者，脉浮大也。三部九候，非寸关尺，乃面有三部，手有三部，足有三部，合三部为九部也。"楼英列举"邪之初客经脉，其寒温未相搏"在人体尚无定处，"时来时去，故不常在"，诊察时需专心致志，把握时机，方能全面了解病情。

3. 候邪客已久，真邪已合，而取之之法

楼英在"刺灸通论"中，提出"候邪客已久，真邪已合"实施针刺的治疗方法。《医学纲目·卷之七·刺灸通论》曰："言取邪之新容者，但候波陇之脉来处取之。今其邪已合，波陇不起，而不知邪客之处也，故又必当扪循三部九候之盛虚，视其盛处泻之，虚处补之。左右相失，而左大右细者，泻左补右。上下相失，而上大下小者，泻上部补下部。上小下大者，补上部泻下部。左右上下皆相减而细者，审其何脏之减，以其减脏日时之衰者补其所减经，减脏日时之盛者泻其所胜经，候邪去真复而止。故曰：刺不知三部九候病脉之处，则诛罚无过，反乱大经，用实为虚，以邪为真，真气已失，邪独内着，绝人长命也。"

（二）"补泻"之法

楼英认为，阴阳五行造化万物，对脏腑经络气血的影响有盛衰、寒热、虚实之不同，"五脏之虚实，皆生于血气之离并耳"。邪气初袭肌肤体表，"五脏之血气未并为实，未离为虚者"，五脏六腑功能处在阴阳平衡的健康状态，此时应把握治疗时机，"一邪初客之时，故当即治"。邪气久留，渐至脏腑经络气血虚实偏颇，疾病而来，错综复杂。此时医者在诊断时应"知受病之所在"，在治疗时"补泻随宜，适其病所"，才能达到理想的疗效。

1. 以病人气之呼吸，医人针之出纳分补泻

《医学纲目·卷之七·刺虚实》曰："令病人吸气而入针，气与针同入为补。令呼气出针，针与气同出为泻。呼气气出而入针为泻，吸气气入而出针为补也。"

2. 以针之推内动伸分补泻

《医学纲目·卷之七·刺虚实》曰："从卫取气者，谓浅内针，待卫气至，渐渐推内进至深也。从荣置气者，谓深内针，待荣气至，却渐动伸退至浅也。盖补者针入腠理，得气后渐渐作三次推内，进至分寸，《经》所谓徐内疾出，世所谓一退三飞，热气荣荣者是也。泻者直针入分寸，得气后渐渐作三次动伸，退出腠理，《经》所谓疾内徐出，世所谓一飞三退，冷气沉沉者是也。"

3. 以迎随分补泻

《医学纲目·卷之七·刺虚实》曰："然迎随之法有三，此法以针头迎随经脉之往来，一也。又泻子为迎而夺之，补母为随而济之，二也。又随前法呼吸出纳针，亦名迎随，三也。又针头之随者，调荣卫之流行，经脉之往来，手之三阴从胸走手，手之三阳从手走头，足之三阳从头走足，足之三阴从足走腹也。迎者以针头斜迎三阴三阳之来处针去也，随者以针头

斜随三阴三阳之往处针去也。"

4. 以浅深分补泻

《医学纲目·卷之七·刺虚实》曰："浅为补，深为泻也。"

（三）刺脏腑经络四病各不同

刺法理论，历来名目繁多，明代时刺法的繁复达到极致。丰富的刺法使针灸临床得以迅速发展，但也增加了掌握的难度，令学习者望而生畏。楼英在承袭《内经》针刺理论的基础上，提出病在脏、在腑、在经、在络，刺法有别的论断。楼英指出："十五络病至浅在表也，十二经病次之，六腑病又次之，五脏病至深在里也，故治法有难易焉。至于络又各不同，十五络之络，乃阴经别走阳经，阳经别走阴经，而横贯两经之间。所谓横者，为络与经相随上下者也。缪刺之络，乃病邪流溢大络，不得入贯经俞，而其痛与经脉缪也，乃络病经不病者也。血络之络，及皮肤所见或赤或青或黑之络，而小者如针，大者如筋也。以浅深言之，血络至浅，缪刺者次之，十五络近里而贯经俞也。"

（四）刺禁

《内经》中关于"针刺禁忌"方面的论述散在分布于多篇章节中。楼英系统记录了《内经》《针灸甲乙经》中针刺禁忌的相关内容，提出针刺的脏腑禁、穴禁、时禁、日辰禁、刺法浅深及杂禁，论述针刺不当对人体所造成的恶果，指出针刺禁忌要点。楼英对古代宝贵的针灸临床经验记录的总结，是不容忽视的。

（五）灸禁

我国针灸古籍明确提出禁刺禁灸穴的是皇甫谧所著《针灸甲乙经》。而古代灸法的产生早于针法，禁灸穴的提出应当早于禁针穴。由于没有找到明确的早于《针灸甲乙经》的记载，便依据《针灸甲乙经》是参考《明堂孔穴针灸治要》《针经》等著作完成的，推断早在《明堂孔穴针灸治要》中就已经记载了禁灸穴。《针灸甲乙经》所载禁灸穴24穴。楼英在《医学纲目》中肯定了《明堂孔穴针灸治要》《针经》所提出的灸法禁忌。楼英指出："《明堂孔穴针灸治要》《针灸甲乙经》各条下所说禁忌明矣。"所引用24禁灸穴与《针灸甲乙经》完全吻合，证明了早在《明堂》《针经》就有禁灸穴的记载。

《医学纲目》所辑录禁灸24穴是，头维、承光、脑户、风府、喑门、耳门、下关、人迎、丝竹空、承泣、脊中、白环俞、乳中、石门、气冲、渊液、鸠尾、阴市、阳关、天府、伏兔、地会、瘈脉、经渠。楼英在此基础上，结合自己的临床实际，提出因灸致害的病候，如：风府禁不可灸，灸之不幸使人喑。喑门禁不可灸，灸之使人喑。丝竹空禁不可灸，灸之不幸使人目小及盲。天府禁不可灸，使人逆气。地会五禁不可灸，使人瘦。经渠禁不可灸，伤人神。

（六）"十二经孔穴"之总结

楼英对十二经孔穴进行系统归纳，并"效仿窦汉卿傍通十二经孔穴图"绘制十二经孔穴图。

楼英指出："五脏腧二十五穴，六腑腧三十六穴，并巨虚上下廉共六十四腧，实切要之穴也。凡五脏六腑有病，皆此六十四穴主之。其太渊、大陵、太冲、太白、太溪，为五脏之原。其三里、巨虚上下廉、委中、委阳、阳陵泉，为六腑之合，又切要中之切要，而医所最当先者也。六腑之合，谓胃合于三里，大肠合于巨虚上廉，小肠合于巨虚下廉，此三腑皆出足之阳明也。三焦合于委阳，膀胱合于委中，此二腑皆出足之太阳也。胆合于阳陵泉，此一腑出足之少阳也。六腑有疾，皆取此六腧，故后于其尾结之曰：六腑皆出足之三阳而表章之也"。

十二经孔穴图如下：

	肺	心	肝	脾	肾	
井木	少商	中冲	大敦	隐白	涌泉	
荥火	鱼际	劳宫	行间	大都	然谷	
俞土	太渊	大陵	太冲	太白	太溪	
经金	经渠	间使	中封	商丘	复溜	
合水	尺泽	曲泽	曲泉	阴陵泉	阴谷	
	大肠	小肠	胆	胃	膀胱	三焦
井金	商阳	少泽	窍阴	厉兑	至阴	关冲
荥水	二间	前谷	侠溪	内庭	通谷	液门
腧木	三间	后溪	临泣	陷谷	束骨	中渚
原	合谷	腕骨	丘墟	冲阳	京骨	阳池
经火	阳溪	阳谷	阳辅	解溪	昆仑	支沟
合土	曲池、巨虚上廉	小海、巨虚下廉	阳陵泉	三里	委中	天井、委阳

（七）纠正诸贤对针灸经络的理解之误

1. 滑寿《十四经发挥》之误

楼英在《医学纲目·卷之一·阴阳》中，列举了滑寿《十四经发挥》的不合理之处。楼英认为："许昌滑寿著《十四经发挥》，释经脉为曲，络脉为直。经为荣气，络为卫气。乃所以惑乱来学也。"在论及滑氏排穴法时说："又按《经》云：足少阳之脉，起于目锐眦，上抵头角，下耳后。未尝言其脉有曲折也。今《发挥》谓足少阳脉起目锐眦，作三折，从目锐眦至完骨是一折，又自完骨至睛明是一折，自睛明至风池是一折。则是《内经》以经脉之曲折朦胧者，为直行也。"汪机在注《读素问钞》时，重申了楼英的观点。其实，腧穴并不都位于体表经脉循行线上，并不一定按经脉的体表循行次序规定腧穴的排列次序。经穴连线与经脉循行线本不相同，但滑氏于经穴连线上又标以经脉循行的文字，将二者合而为一，很容易使人误解，现代不少从事经络实验研究的人员正是将这种腧穴图作为经络图加以考察的。

2."海藏天元图"之谬

王海藏"天元图"阐述说明了扁鹊七十四难之义。《七十四难》曰："从其首，系其数。"楼英认为："天元图，乃海藏发明扁鹊七十四难之义，但心腧五穴，不合经旨。按《内经》言心脏坚固，邪弗能容，故手少阴独无腧，其外经病而脏不病者，独取其经于掌后锐骨之端，其余脉出入屈折，其行之徐疾，皆如手少阴心主之脉行也。故诸邪之在心者，皆在心之包络也。今图中列心五邪，曰赤焦苦言汗者，皆当在心包络所受，而不列心包络中冲、劳宫、大陵、间使、曲泽五穴，反列手少阴少府、少冲、少海、神门、灵道五穴，为未得也"。

（八）取穴之法

取穴是否准确，直接影响针灸临床疗效。古代取穴方法有多种，如尺量法、绳量法、竹量法、骨度折量法、手指同身寸等取穴方法。窦汉卿提出中指内侧为同身寸的取穴方法。楼英在继承前人取穴法的基础上，有所发挥。楼英认为："窦汉卿取中指内侧为同身寸者，大法也。"但身体部位不同，还要灵活使用。他说："若取头部膺腧部腹部同身寸，又各有活法，不可执一也。其头部法，前发际至后发际，通长一尺二寸。取法以软篾直鼻，从前发际贴肉量至后发际截之，却将此篾折为十二分度，则其十二分度之一分，乃头部同身寸之一寸也。其膺腧部法，自天突穴至膻中穴，通长六寸八分。取法亦以软篾从缺盆中间天突穴宛宛中贴肉量至直两乳中间膻中穴截之，折为六分八厘度，则其六分八厘度之一分，乃膺腧部同身寸之一寸也。其腹部法，自鸠尾至脐下，通长八寸。取法亦以软篾从鸠尾蔽骨端贴肉量至脐中央截之，折为八分度，则其八分度之一分，乃腹部同身寸之一寸也。量腹部同身时，宜正卧。针灸亦然。"

（九）楼英候气补泻针刺法的临床应用举例

楼英非常重视候气补泻之法，并在临床针刺治疗各种病症时，广泛应用。

1. 腰痛

楼英在《医学纲目·卷之二十八·腰痛》中针刺治疗"闪着腰痛"时指出："气海肥人一寸，瘦人五分，三补三泻。令人觉脐上下痛，停针候二十五息，左手重按其穴，右手进针三息，又停二十五息，依前进针，令人觉从外肾热气上入小腹，出针神效。"

2. 卒心痛

楼英在《医学纲目·卷之十六·卒心痛》中针刺治疗"卒心痛，不可忍"时指出："上脘八分，先补后泻，觉针下气行如滚鸡子入腹为度，次取后穴，气海、涌泉，无积者，刺之如食顷而已。有积者，先饮药利之，刺之立已。如不已，再刺后穴，间使、支沟、三里。"

3. 妊孕咳唾血

楼英在《医学纲目·卷之十七·妊孕咳唾血》中针刺治疗"妊孕咳唾血"时指出：风门、魂户各五分，支沟、间使各相透，如寒热未解，百节瘛疭昏愦，再取绝骨五分，太溪三分。如脉气未平，泻太渊、太白各二分，中府……以上穴，实泻虚补，治产前病立效，此病安后半年，必有一变，四肢消瘦，单腹肿胀，即取阴交一穴，去其恶物也。"

从上述针刺治疗验案中，可以看出楼英在临床针刺治疗各种病症时，重视候气的感传、补泻的方法。

楼英

后世影响

一、历代评价

（一）王肯堂《证治准绳》

王肯堂，明代著名医家。王肯堂对楼英的《医学纲目》颇加赏识，他在《伤寒证治准绳·凡例》中提到："楼英《纲目》，列六经正病于前，而次合病、并病、汗吐下后诸坏病于后；又次之以四时感异气而变者与妇、婴终焉。而每条之中，备列仲景法，然后以后贤续法附之。既概括百家，又不相淆杂，义例之善无出其右。此书篇目，大抵因之。"因此，王肯堂《伤寒证治准绳》的编撰体例、篇目等大都参照《医学纲目》的形式。此外，王肯堂《幼科证治准绳》按病症所属，用《医学纲目》的分类法，以五脏系统分门别类，加以详细叙述。

（二）李时珍《本草纲目》

李时珍，明代著名医药学家。李时珍在《本草纲目》序例第1卷，引据古今医家书目中就有《医学纲目》一书，并在书中多次引用。楼英的《医学纲目》被李时珍列为参考书，足见其在医学研究上的地位，以及对李时珍编写《本草纲目》的影响。

（三）吴道源《女科切要》

吴道源，清代医家，著有《女科切要》一书。该书卷四为妊娠诸病，卷五为临产诸病，论述顺产、各种难产处理方法，并载楼英《医学纲目》产科"十产论"。

（四）郭佩兰《本草汇》

郭佩兰，清初医学家，著有《本草汇》一书。其中卷五至卷六为各科病机，主要根据楼英《医学纲目》辑成。

二、学派传承

在浙江萧山楼塔，楼英的传人不绝。收徒授业，也是楼英医事活动的重要内容。

在所有楼英的弟子中，首推宗望先生。楼师儒（1355—1426），字宗望，号水南先生，人称"智五公"，为楼英的小儿子。他自幼聪敏，14岁能写诗作文，跟随父亲学医，刻苦钻研，医术精湛。由于受其父的影响，楼师儒治学谨严，业臻完善。楼师儒牢记父训："浦江戴公原礼，吾友也，今为太医院史，受学丹溪朱公彦修。吾私淑丹溪之学者也，其道同，他日往质之。"徒步到达南京，"一言契合，悉以秘方授之"。拜戴元礼为师后，楼师儒的医术有了很大的进步。楼英临终时对楼师儒说："吾疾不复起矣，践吾迹者汝也；汝二兄虽长，其何能为。"可见楼英认为只有小儿子能传承他的衣钵。楼师儒在老屋前，临钱溪造了3间新屋，名"水南楼"。他在此专研医籍，接诊病人。由于楼师儒医术高明，又有其父楼英的名声，"四方车骑至迎，治者无虚日"。

永乐癸未（1403），朝廷为搜罗人才，要地方官员寻访德高望重、才学卓著的人物，绍兴府判朱彤经萧山县丞熊以渊介绍，力举宗望，邀宗望到绍兴任"府医正"的官职，宗望婉言推辞了。

永乐丙申（1416），明成祖朱棣患病，由杭州都督府聘楼师儒前往诊治，药到病除，成祖赐令医官，其力辞不就。于是明成祖赐纱衣宝钞，命人专程护送回归故乡，继续在筑水南楼行医至终。后来，楼塔民间就有了"父子医师医父子皇帝"的传说。

楼师儒著有《水南文集》《丙申吟稿》《医学正传》《正草辑要》《稽源备考》等，均逸失。

自楼英后至20世纪初，五六百年间，楼塔本村业医者接续不绝，没有出现过缺医少药的状况。那时没有医学院，楼塔多数业医者也没有从过师，多为自学成材，他们从楼英的《医学纲目》中取用验方，临床施治。其中在楼塔较有影响的有元锜、光枢、逢栋、克明、楼岩、洪达、启元、启仁、邦源、忠德、忠显等。清光绪至民国年间，有镕璋、传贵、学箴、忠达、祝龄等十数人。至民国，有药铺天元堂、回春堂、万裕堂、同仁堂、义信堂5家。每年端午，药铺向村民分送雄黄、藿香、衣香、艾绒、乌药等夏令解毒药；当疫病流行，就赠发预防的丸药散剂，一代一代传承着楼英济世的精神。

三、后世发挥

（一）《医学纲目》是运用纲目分类法的典范

宋代朱熹据司马光《资治通鉴》撰成的《资治通鉴纲目》一书，采用的就是纲目分类方法，纲目分类法产生之后，受到学术界的重视。在医学上，自宋以后仿纲目体而撰写的医学著作相继出现，有《医学纲目》《本草纲目》《济阴纲目》《伤寒论纲目》等。其中影响最大的是明代楼英的《医学纲目》和明末李时珍的《本草纲目》，这两部著作代表了明以前中医和本草两大领域的理论与实践成就。《医学纲目》鉴于以往医学书籍分类比较混乱，按人体脏腑表里关系及分科进行分类，其纲举目张，井然有序。近人曹炳章称《医学纲目》为医学类书中"最有法度"的典籍。纲目分类法对中医学和本草学的影响较为深远，纲目分类法不仅可以用于医学著作的编撰之中，还可以用于医学理论的探索和研究之中。

（二）辑录医学经典原文，为后世研究提供丰富的资料

楼英潜心钻研，历数十载，采辑《内经》《难经》《针灸甲乙经》《伤寒

论》《金匮要略》之原文，参以诸贤之论，并加上个人的见解，编撰成了继《千金方》之后，又一部集大成的类书。由于他在采辑医籍原文时，运用的是宋代的版本，因此为后人研究采辑《内经》《难经》《针灸甲乙经》《伤寒论》《金匮要略》提供了他校的最佳版本。

（三）后世医家载录《医学纲目》内容，阐述临证医理

1. 后世医家引用《医学纲目》之说考证病名

（1）"马脾风"最早出自《医学纲目》

在"马脾风出于《医学纲目》辨"（《中医文献杂志》1995.04）一文中，孙丽平研读《中医大辞典》，在马脾风条下有"马脾风，出明·楼英《医学纲目》"，可见其书作者认为"马脾风"病名首见于《医学纲目》。

（2）《医学纲目》释"痔"不独生于肛门

在浅析"筋脉横解，肠澼为痔"（《实用中医药杂志》2003.06）一文中，陈方林对痔的病名进行了研究。其指出，中医学对痔的记载，最早见于《内经》，如《素问·生气通天论》谓："因而饱食，筋脉横解，肠澼为痔。"痔，《广雅释古》谓之"病也"。《说文解字》谓之"后病也"。中医"痔"与"峙"同义，即高突之状。笔者认为古代文献中"痔"的概念当有多重含义，其一是把人体孔窍中凡有小肉突起者统称痔，如鼻、眼痔等。正如《医学纲目》中说："如大泽之中有小山突出为峙；在人九窍中，凡有小肉突出者皆为痔。不独生于肛门边。"

2. 针灸理论在临床中的应用

（1）楼英的针灸学说

在"楼英的针灸学说"（《福建中医学院学报》2006.08）一文中，俞昌德系统归纳了楼英针刺的"候气"之说、"阴阳脏腑之虚实"说与"补泻"之治法，指导针灸临床实践。

（2）隐白穴的临床应用

在"隐白穴的临床应用"（《四川中医》1995.08）一文中，安培祯指出，隐白穴属足太阴脾经的井穴，属木。《医学纲目》曰："衄血吐血下血，妇人下血不止，取隐白五分，又灸之。"因此，现代一般用该穴治疗血证者为多，而在其他疾患的应用方面就较为鲜见。作者根据《医学纲目》之启发，临床之探讨，用该穴治疗痰饮、血崩、疝气等症收到较好效果。

（3）针刺配合拔火罐治疗老年呃逆

在"针刺配合拔火罐治疗老年呃逆30例"（《中国临床保健杂志》2004.02）一文中，尹伦辉积累了老年呃逆的治疗经验。呃逆，俗称打呃，《内经》名哕。因其气逆于上，呃呃有声，故明末始称为呃逆。其发病之因，多由饮食不节，伤及中土或久病脾阳衰惫，痰浊中阻致胃失和降，气机逆乱，直冲清道而成。该病治法，历代医籍多有记载。《医学纲目》曰："呃逆取药无效，灸中脘、膻中、期门必效。"作者取众家经验，选取胃之募穴中脘，针后拔罐，胃之合穴足三里毫针泻法，以调中和气降逆；内关宽胸，膻中顺气；膈俞针后拔罐，宽胸利膈。数穴合用，以增强镇逆调气之效，故收全功。

（4）针刺丰隆祛顽痰

在"针刺丰隆祛顽痰"（《中医杂志》1997.07）一文中，马德孚以临床实际经验，证明《医学纲目》理论的正确性。文中指出《医学纲目》中载"诸痰为病，头风，咳嗽，一切痰饮，取丰隆、中脘"。今临床明证，古人所曰丰隆穴为治痰病要穴之说不谬也。

（5）足太阳膀胱经及临床证治

在"试述足太阳膀胱经及临床证治"（《针灸临床杂志》1999.10）一文中，安培祯探讨了足太阳膀胱经的整体功能、分段证治、与其他经脉的关系等问题。其中引用《医学纲目》的观点，"发热恶寒，脉浮者，属表，即太阳证也"。"吐者，太阳也，太阳多血多气，故有物无声，通血病也"。由此可见，足太阳所主之疾主要偏重于实证，阳热病为多。

3. 中医理论的临床应用

（1）从脾论治小儿癫痫

在"试论从脾论治小儿癫痫"（《陕西中医》2001.12）一文中，陈鲁指出，小儿癫痫又称"羊癫风"，属心神疾患，对小儿精神、智力、发育有很大影响。在长期的临床实践中，作者认为本病的发生虽与心、肝、脾、肾有关，但与脾关系最为密切。痰是造成痫症的中心环节，而脾虚不能运化津液，又是痰产生的主要根源。痫由痰致，痰自脾生，脾虚痰伏，乃是小儿癫痫的主要病理基础。正因痰浊聚散，阻塞经络清窍无常，故而癫痫症状时作时止，病势时轻时重。无论表现为何种类型，均具有"昏晕一时，即醒如常"的特征，此特征是除痰邪以外的任何病邪所不具备的。正如《医学纲目》中载："痫者，痰邪上逆也。"

（2）阴黄的病因病机及其辨治

在"阴黄的病因病机及其辨治探讨"（《山西中医》2002.12）一文中，作者探讨关于阴黄寒湿的病因，约有外感、内伤、误治等，引《医学纲目》原文以证之，"内伤黄疸，因劳役形体，饮食失节，中州变寒"，"伤冷中寒，脉弱气虚，变为阴黄"。《医学纲目》更进一步指出，阴黄的发生与运气亦有关，"伤寒病遇太阳太阴司天，若下之太过，往往变成阴黄，一则寒水太过，水来犯土，一则土气不及，水来浸之，多成此疾"。

（3）辨治不孕症

在"辨治不孕症经验谈"（《陕西中医函授》1997.2）一文中，作者指出，女子不孕，中医称"断绪""无子"等。使其受孕称种子。妇女不孕的原因很多，但主要责之胞宫和冲任。《医学纲目》指出："每见妇人之无子者，其经必或前，或后，或多，或少，或将行作痛，或行后作痛，或紫，或黑，或淡，或凝而稠，不调则气血乖争，不能成孕矣。"

综上所述，楼英作为明代一位杰出的医学家，在中国医学史上，有着重要的地位，他以一部《医学纲目》享誉杏林。近代曹炳章盛赞此书"实为医学类书中之最有法度者"。他的主要学术思想是：重视阴阳五行学说，在理论上以阐发《内经》之旨为主，并融汇历代名医理论之精华。在临床上，他分病辨证，重视脏腑病机。楼英的学术思想及临证经验，丰富了中医药学的理论体系。深入研究楼英学说，发掘其学术精华，必将对中医药研究和临床诊疗提供宝贵的借鉴。

楼英

参考文献

［1］明·楼英.医学纲目［M］.北京：人民卫生出版社，1987.

［2］周明道.楼英研究［M］.浙江：中华全国中医学会浙江省绍兴分会，1986.

［3］楼岳中.楼塔往事［M］.杭州：浙江人民出版社，2008.

［4］方春阳.中国历代名医碑传考［M］.北京：人民卫生出版社，2009.

［5］张平.浙江中医药文化博览［M］.北京：中国中医药出版社，2009.

［6］谢仲墨，楼廷丞.明代医学家楼英事略［J］.中医杂志.1962（9）：30.

［7］周明道.楼英与《医学纲目》［J］.浙江中医学院学报.1986，10（5）：32-33.

［8］陈克正.《中医大辞典》若干浙江医史人物条目考补［J］.浙江中医学院学报.1987，11（2）：35-36.

［9］长青.楼英［J］.山西中医.1994，10（5）：037.

［10］李敏.明代医学家楼英的学术渊源与治学方法［J］.广州中医学院学报.1995，12（4）：54-56.

［11］汪册.试述《医学纲目》的编辑方法和学术特色［J］.实用中医药杂志.2002，18（11）：50-51.

［12］朱定华.楼英与《医学纲目》［J］.中医药发展论坛.2005（11）：393-398.

［13］郑国庆，王艳.玄府理论的建立与发展［J］.中华医史杂志.2005，35（4）：209-212.

［14］俞昌德，俞兰英.楼英的针灸学说［J］.福建中医学院学报.2006，16（4）：62-63.

［15］老豆.楼英传说——药引子与朱元璋［J］.医药与保健.2006，14（03）：64.

［16］朱定华.楼英《医学纲目》学术特点探微［J］.中医杂志.2007,48(8)：

88–89.

［17］张双红，和中浚 . 医著中纲目分类法的由来及特点和影响［J］. 江西
中医学院学报 .2008，（1）：30–32.

［18］胡献国 . 药引子与朱元璋［J］.《养生月刊》.2010，31（7）：86–87.

汉晋唐医家（6名）

张仲景　王叔和　皇甫谧　杨上善　孙思邈　王　冰

宋金元医家（18名）

钱　乙　成无己　许叔微　刘　昉　刘完素　张元素
陈无择　张子和　李东垣　陈自明　严用和　王好古
杨士瀛　罗天益　王　珪　危亦林　朱丹溪　滑　寿

明代医家（25名）

楼　英　戴思恭　王　履　刘　纯　虞　抟　王　纶
汪　机　马　莳　薛　己　万密斋　周慎斋　李时珍
徐春甫　李　梴　龚廷贤　杨继洲　孙一奎　缪希雍
王肯堂　武之望　吴　崐　陈实功　张景岳　吴有性
李中梓

清代医家（46名）

喻　昌　傅　山　汪　昂　张志聪　张　璐　陈士铎
冯兆张　薛　雪　程国彭　李用粹　叶天士　王维德
王清任　柯　琴　尤在泾　徐灵胎　何梦瑶　吴　澄
黄庭镜　黄元御　顾世澄　高士宗　沈金鳌　赵学敏
黄宫绣　郑梅涧　俞根初　陈修园　高秉钧　吴鞠通
林佩琴　章虚谷　邹　澍　王旭高　费伯雄　吴师机
王孟英　石寿棠　陆懋修　马培之　郑钦安　雷　丰
柳宝诒　张聿青　唐容川　周学海

民国医家（7名）

张锡纯　何廉臣　陈伯坛　丁甘仁　曹颖甫　张山雷
恽铁樵